# GRÜNE PAUSEN
# FÜR DIE SEELE

# GRÜNE PAUSEN FÜR DIE SEELE

Eva Robild

FOTOS: LINA KARNA KIPPEL

AUS DEM SCHWEDISCHEN ÜBERSETZT VON
JUTTA HAMBERGER

TRIAS

Die schwedische Originalausgabe erschien 2017 unter dem Titel „När själen får grönska“ bei Bonnier Fakta, Stockholm, Schweden.

Rüdigerstraße 14,
70469 Stuttgart
Deutschland

www.trias-verlag.de

Redaktion und Satz: Print Company Verlagsges.m.b.H., Wien
Übersetzung: Jutta Hamberger
Umschlaggestaltung: CYCLUS Visuelle Kommunikation, Stuttgart
Druck: Tryck Livonia Print, Lettland

ISBN: 978-3-432-10676-2



Bibliografische Information der Deutschen Nationalbibliothek
Die Deutsche Nationalbibliothek verzeichnet diese Publikation in der Deutschen Nationalbibliografie.
Detaillierte bibliografische Daten sind im Internet über http://dnb.d-nb.de abrufbar.

# Inhalt

# Vorwort

Bestimmt hast Du das schon einmal erlebt: Alles in Dir wird still, wenn Du an einem besonders schönen Ort draußen in der Natur bist. Das kann eine verwunschene Schlucht sein, ein feuerroter Sonnenuntergang, oder das tosende Meer. Vielleicht hast Du die Freude über diesen Anblick vom Scheitel bis zur Sohle gespürt und Dich darüber gewundert, wie etwas so Kleines so viel Freude und Lebensenergie auslösen kann. In solchen Momenten ist es ganz einfach, glücklich und dankbar für das eigene Leben zu sein.

Es ist wissenschaftlich erwiesen, dass und wie Natur uns gesund macht. Wer viel draußen ist, in der Natur oder im Garten, stärkt seine seelische und physische Verfassung. Im Grünen können wir tiefe innere Ruhe erleben und uns gegen Stress und Krankheit stärken. Spaziergänge sind wie Medizin für unser überanstrengtes Gehirn. Ab und zu eine halbe Stun-

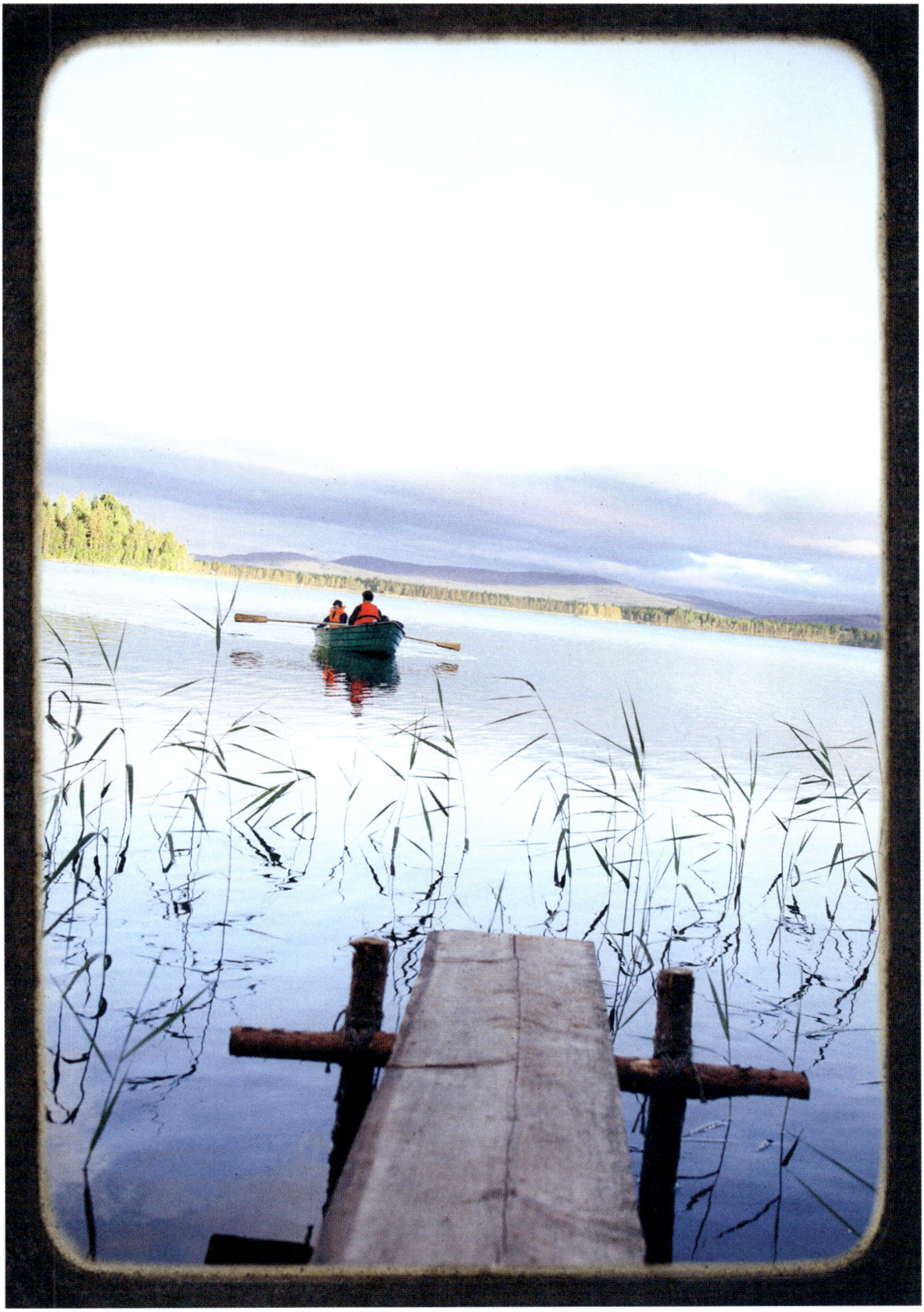

de im Wald macht schon einen Unterschied. Und das Beste daran: Diese grüne Medizin ist rezeptfrei und kostenlos zu haben. Auch Parks, Gärten und Kleingärten wirken wie die freie Natur positiv auf die Gesundheit.

Wir Menschen klettern schon bedeutend länger auf Bäume, als wir Auto fahren. Wir sind über Bergkämme und durch Wälder gestreift auf der Suche nach Nahrung und Schutz. Abends haben wir uns mit unseren Clanmitgliedern rund ums Feuer versammelt, um zu essen und Geschichten zu erzählen. Wir haben Herausforderungen bestanden, uns ausgeruht und geschlafen, wenn wir es brauchten. Auf diese Weise hat der Homo sapiens ungefähr 200.000 Jahre überlebt. Das Hamsterrad aus arbeiten-essen-sich-selbst-verwirklichen, in dem sich viele Menschen der westlichen Hemisphäre befinden, nimmt keine Rücksicht auf unsere ursprüngliche Natur. Dass unser Leben so aussieht, wie es aussieht, liegt allein in uns selbst begründet. Wir sind von Natur aus neugierig und suchen immer nach Wegen, uns das Leben leichter und besser zu machen. Wir wollen nicht zurück in die Steinzeit. Wir haben uns problemlos der Moderne samt Kühlschrank, Couch und Fernseher angepasst. Parallel zu allem, was wir als Fortschritt empfinden, haben wir aber viele unserer ursprünglichen Kenntnisse verloren. Nur wenige Erwachsene klettern noch auf Bäume, um zu sehen, was in der Umgebung los ist, oder haben die Geduld, Nachtwache zu halten oder stundenlang auf eine Beute (= Essen) zu warten. Die meisten Menschen heute sind ökologische Analphabeten. Sie können die Zeichen der Natur nicht lesen und deuten, sie verstehen das Zusammenspiel zwischen Pflanzen und Tieren nicht.

Wir verdrängen unser Bedürfnis nach Ruhepausen. Statt uns in Pausen wirklich auszuruhen und unserem Gehirn eine Auszeit zu gönnen, machen wir lieber Dinge, die uns Energie stehlen. Wenn wir Zeit totschlagen müssen, etwa in einer Warteschlange oder Warteschleife, beschäftigen wir uns mit Online-Spielen, TV-Serien oder Updates in den Sozialen Medien. Mahlzeiten nehmen wir oft nebenbei oder im Gehen zu uns, obwohl sie meistens gesund, ethisch korrekt und Instagram-tauglich sind. Ein Großteil unserer Kontakte mit Familie und Freunden ist ins Internet abgewandert. Nur sind dort die Gefühle von „wir gehören zusammen" nicht so stark ausgeprägt wie am traditionellen Treffpunkt – dem Tisch, an dem wir gemeinsam essen.

Früher fühlten wir uns all denen zugehörig, mit denen wir im selben Dorf wohnten. Heute folgen wir detailliert dem Leben fremder Menschen überall in der Welt. Das ist so schön und so erfolgversprechend. Nachbarn, Freunde und Bekann-

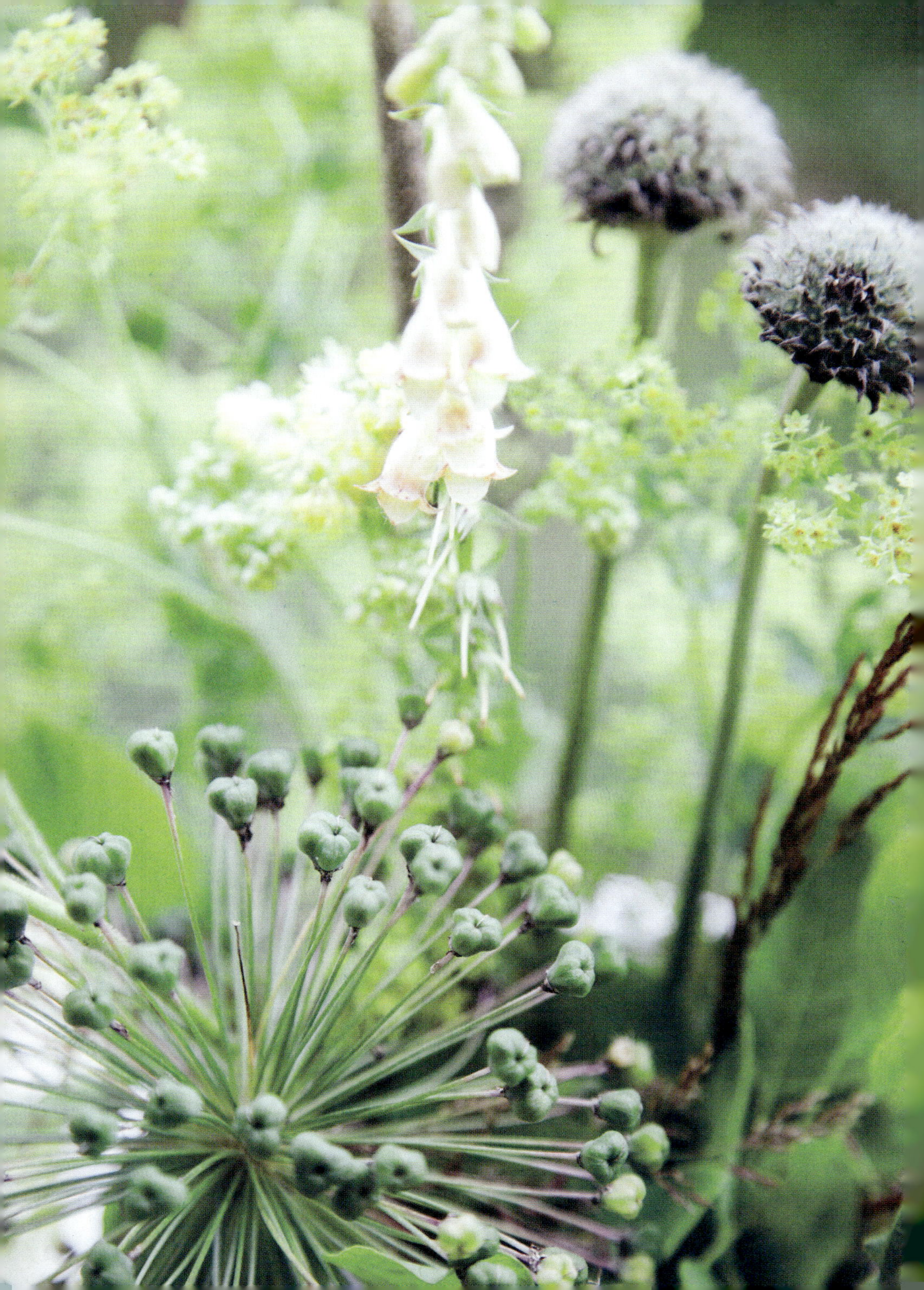

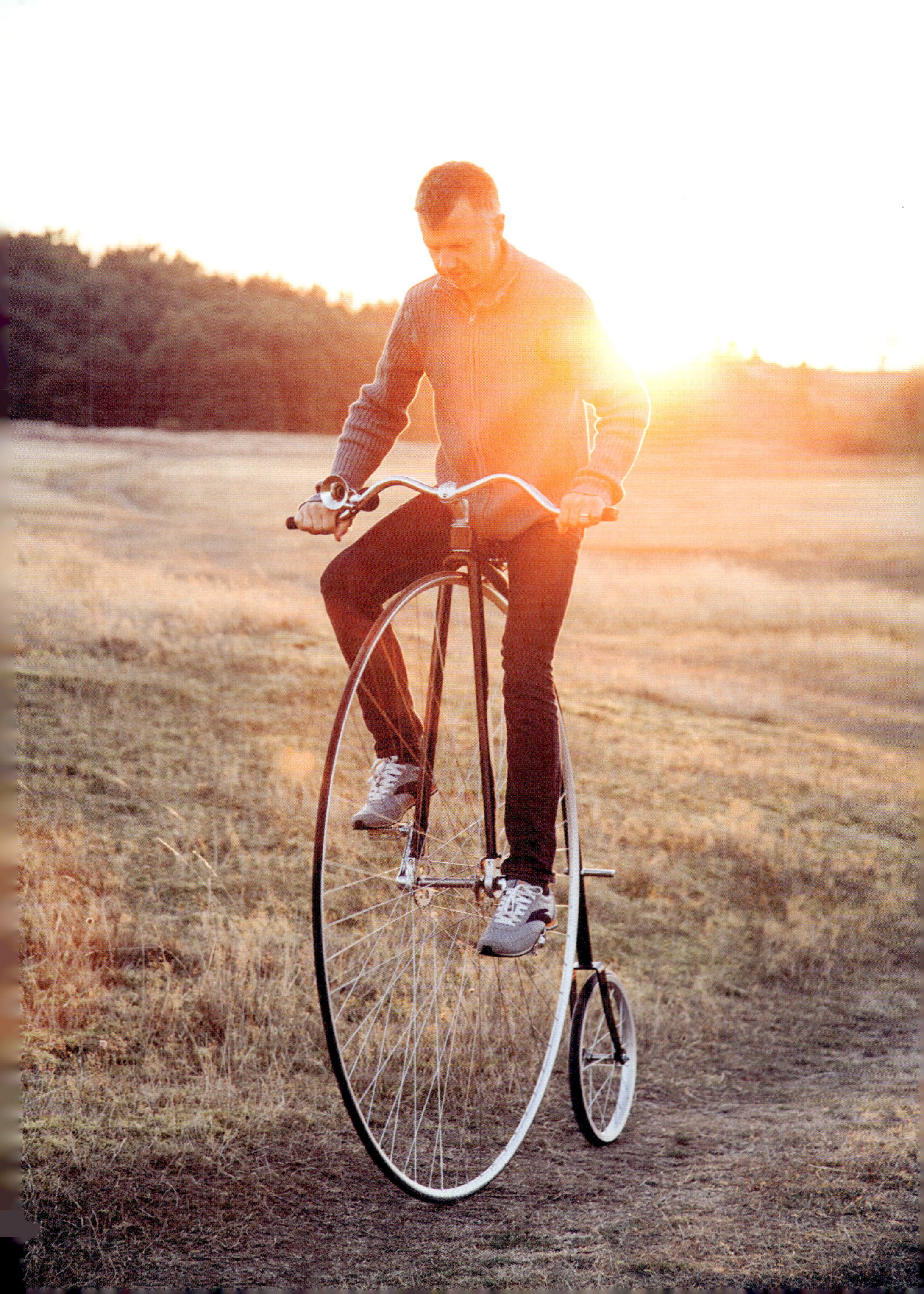

te scheinen alles zu haben, inklusive Glück, auch wenn es schwierig ist, Glück zu definieren. Aber sie wissen wenig über Dich, und Du weißt bei weitem nicht alles über sie. Sich mit anderen zu vergleichen ist normal, aber nur wenn wir miteinander von Angesicht zu Angesicht umgehen, ist offensichtlich, dass keiner perfekt ist. Schwächen gehören zu uns, sind Teil unseres Menschseins. Im Netz sieht man fast nie Fehler, Rückschläge, Sorgen, Stress – all dies wird erst offenbart, wenn die Scham vor Enthüllung groß genug ist. Im Vergleich damit kommt das eigene Leben schnell zu kurz.

Ich habe großes Glück im Leben gehabt. Ich bin in einer großen und bunten Familie aufgewachsen, in Harmonie und Geborgenheit. Ich habe einige wenige, echte Freunde, Arbeit, die mich inspiriert und einen eigenen Garten. Das Meer, der Wald und die weiten Felder sind alle nicht weit entfernt. Ich wurde geliebt und ich habe Liebe verloren, und – was das Beste von allem ist – ich habe Liebe gegeben. Ich habe meine drei Kinder zu jungen Erwachsenen heranwachsen sehen, und dafür bin ich unglaublich dankbar. Besonders, weil es eine Phase in meinem Leben gab, in der ich befürchtete, meinen ältesten Sohn zu verlieren. Ich bin erfolgreich im Beruf, ich höre oft, dass ich tüchtig und fleißig bin – aber all das ist ja nur die Oberfläche! Wie andere habe ich Angehörige verloren, habe extrem stressige Phasen erlebt, fühlte mich ausgenutzt und ausgegrenzt. Liebe und Mitmenschlichkeit, ausgedehnte Spaziergänge, Beschäftigung im Garten und eine Tagesdosis Yoga haben dazu geführt, dass ich Schwierigkeiten in Erfahrungen umwandeln konnte, die mir helfen, mich heil und ganz zu fühlen.

Höhen und Tiefen sind ein Teil des Lebens, es ist normal, Zuspruch und Widerspruch zu erleben. Stress, Angst, zu wenig Selbstvertrauen oder Probleme in der Arbeitswelt wiegen wenig gegen das Lächeln eines Kindes, den kleinen Spatz, der direkt vor Dir auf dem Tisch landet oder Deine selbstgezogenen Tomaten, die Du frühmorgens im Garten erntest. Wenn Ausgeglichenheit so etwas wie eine Flaute ist, will ich sie nicht haben. Ich sehne mich nach richtigen und schönen Wellenbewegungen, nach einem normalen Werktag, der sich völlig unvorhersehbar in einen Sturm oder in ein Fest verwandeln kann. Wenn ich das Leben in mir vibrieren fühle, fühle ich mich strahlend, oder schlecht.

Wenn ich mit meinen Gedanken ins Reine kommen oder mich beruhigen muss, gehe ich hinaus. Ein paar Minuten im Garten, ein Spaziergang am Wasser oder eine Runde durch den Wald geben mir genau das, was ich für die nächsten Stunden brauche. Wenn die Seele grün sieht, geht es mir gut!

Sich mit unserem Ursprung aus der Natur neu zu verbinden hat viele positive Auswirkungen auf die Gesundheit: ein stärkeres Immunsystem, ein kräftigeres Herz, ein besseres Langzeitgedächtnis, weniger Stress, weniger Angst, Niedergeschlagenheit oder Schlafprobleme, weniger verspannte Muskeln und weniger Kopfschmerzen. Außerdem werden wir zufriedener mit unserem Leben, spüren wieder Lebensfreude, können besser nachdenken, besser Probleme lösen und werden kreativer. Regelmäßig raus ins Grüne zu gehen, erhöht Lebensqualität und Spiritualität und vermittelt ein Gefühl von Friede und Zugehörigkeit. Wer Blumen und Grünzeug pflanzt, versteht besser, wie alles zusammenhängt. Die Arbeit im Garten wandelt sich mit der Jahreszeit, sie kann kreativ, spannend und überraschend sein, aber auch ganz schön eintönig und nervtötend. Und so ist das Jahr um Jahr. Im Garten wird deutlich, dass es einen Anfang und ein Ende des Lebens gibt – und wie wunderbar es genau dazwischen sein kann.

Es gibt kein Wundermittel, das alle Krankheiten beseitigt oder schlimme Erlebnisse einfach aus der Erinnerung löscht. Aber wenn Du einen Grund brauchst, um raus in die Natur zu gehen, dann ist es der: Nach einem Spaziergang im Grünen geht es Dir immer ein bisschen besser. Als Voltaire sein Buch *Candide* mit der Aufforderung beendete, „wir müssen unseren Garten bestellen“, spielte er darauf an, dass wir aus unserem Leid etwas lernen können und es in nützliche Erfahrungen verwandeln können. Und ich bin davon überzeugt, dass dieser innere Garten am besten draußen wächst! Mit diesem Buch möchte ich das Verständnis für das, was die Natur uns gibt, erhöhen. Ich möchte Vorschläge machen, wie Du Natur und Garten für Dein Wohlbefinden einsetzen kannst. Probiere die Tipps aus – ich mache das alles selber auch – aber sei Dir immer bewusst: Erst wenn wir etwas, das gut für uns ist, so lange wiederholen, bis es eine Gewohnheit wird, stellt sich der größte Effekt ein. Das kann einige wenige Male dauern, aber auch mehrere Monate – sei also geduldig!

Wenn Du Dir Pausen nimmst und Dich im Grünen aufhältst, wirst Du den Unterschied spüren. Im besten Fall findest Du den Sinn des Lebens.

Eva

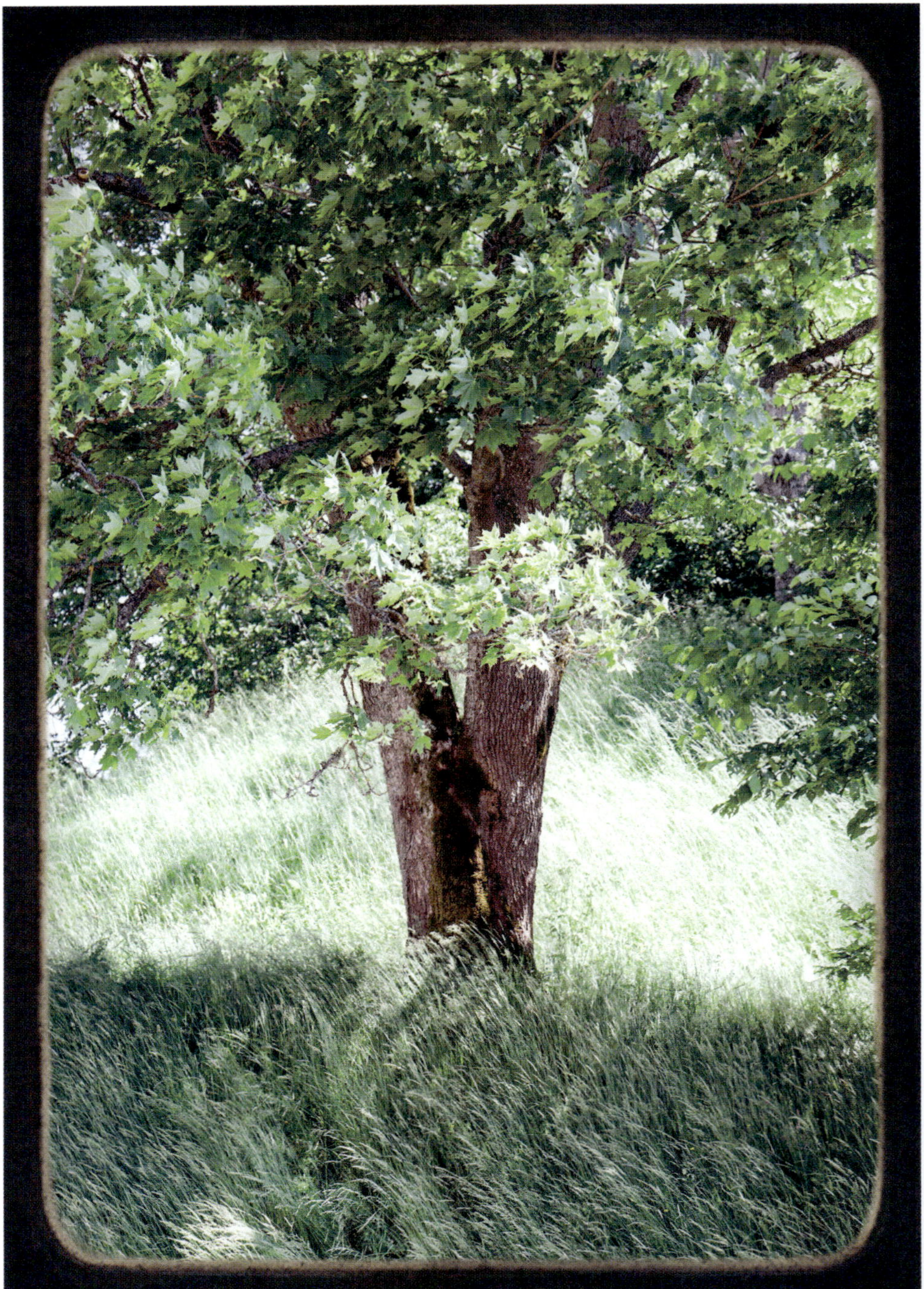

# Von der Urkraft zur Volkskrankheit

STRESS IST GUT. Das ist eine Urkraft und Überlebensfunktion, die den Menschen von jeher vor Gefahr und Herausforderungen geschützt hat. Und gleichzeitig ist Stress zu einer Volkskrankheit der Moderne geworden. In nie gekanntem Ausmaß wird man für Erschöpfung krankgeschrieben oder erhält Medikamente gegen Niedergeschlagenheit. Dabei ist das beste Gegenmittel gegen die gefährlichen Wirkungen von Stress, zu seinen eigenen Ursprüngen zurückzukehren und in der Natur Hilfe zu suchen. Der Alltag wird leichter, und Du tust etwas für Deine Gesundheit.

Stress ist der Grund, warum Du zurückspringst, wenn ein Auto gefährlich nahe kommt oder ein Hund in der Nähe bellt. Es ist Stress, der Dich hellwach und aufmerksam macht, wenn Du mit anderen Menschen sprichst. Wir verdanken es in Teilen den Stresshormonen Adrenalin, Noradrenalin und Kortisol, dass es uns Menschen überhaupt noch gibt.

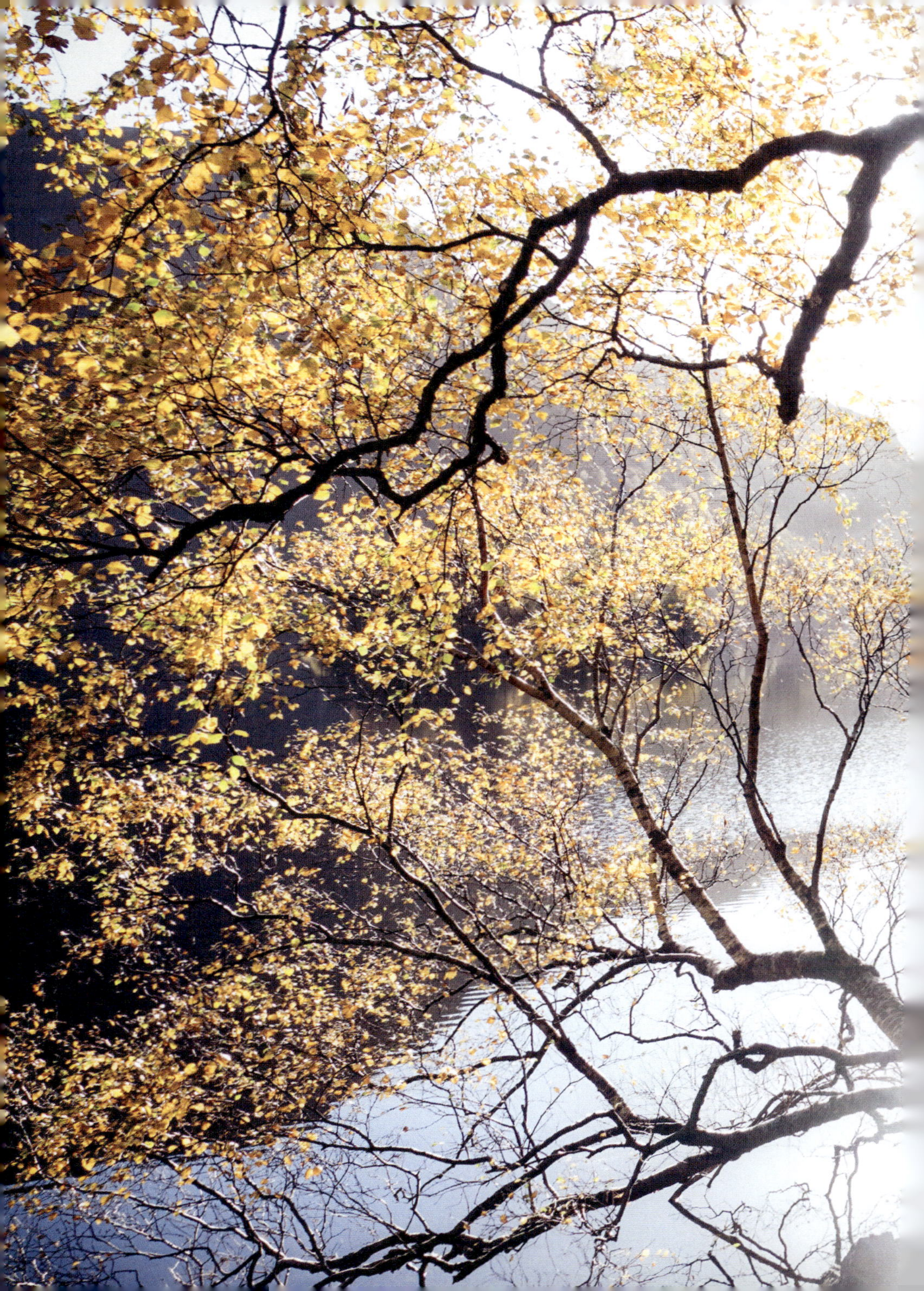

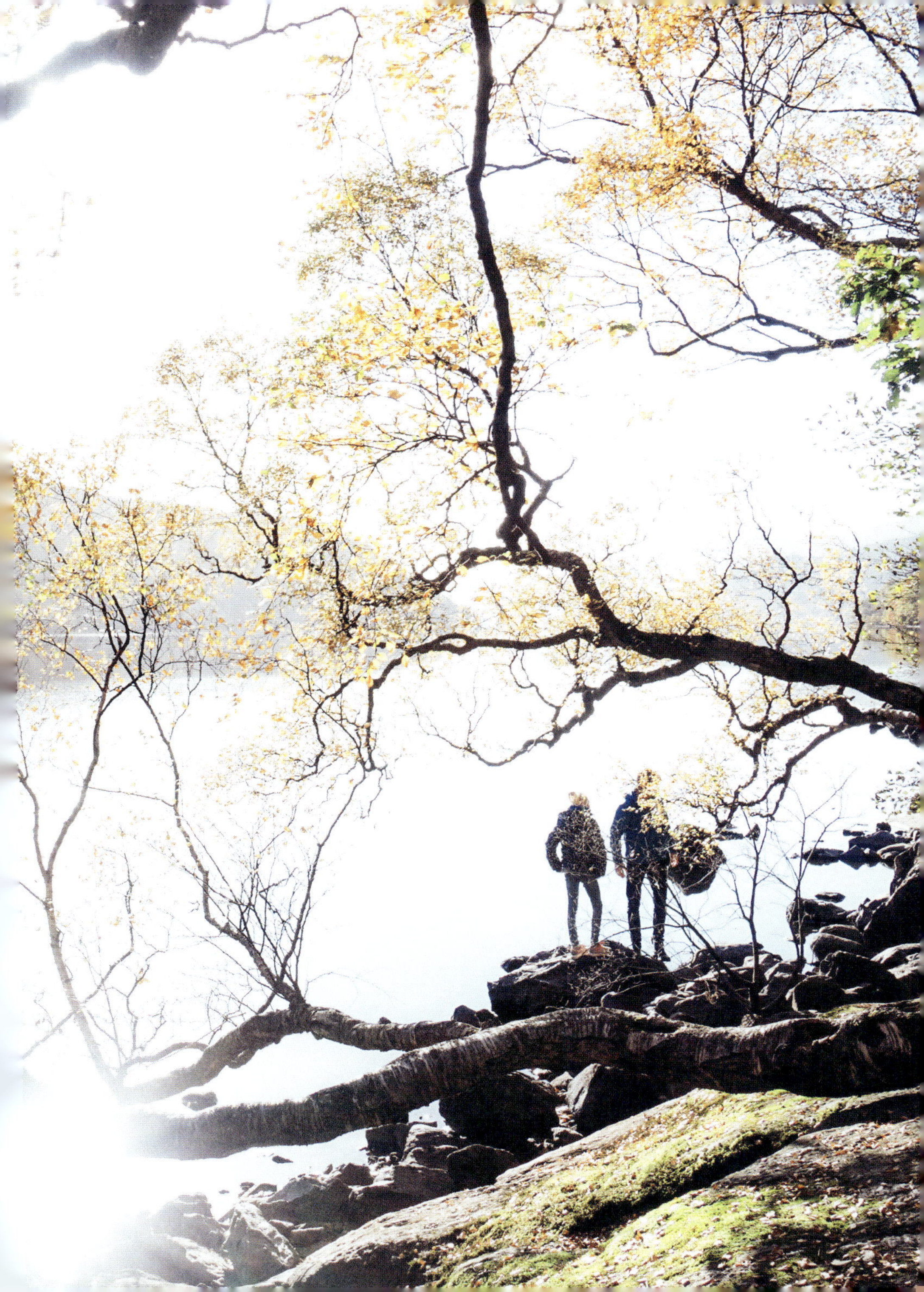

Unser Gehirn reagiert blitzschnell, wenn wir in Gefahr sind – und schüttet Stresshormone aus. Sehr verkürzt könnte man sagen: Adrenalin macht uns streitbar, Noradrenalin erhöht die Bereitschaft zur Aktion und Kortisol macht uns mutig und ausdauernd. Dieser Mix ist die Voraussetzung, sich mit einer Gefahr auseinanderzusetzen – oder eben auch, ihr auszuweichen, wenn so das Überleben gesichert wird. Man spricht vom Flucht- oder Kampf-Mechanismus. Wenn die Gefahr, z.B. ein wildes Tier, ein Fremder oder ein Feuer, vorbei war, setzten sich unsere Vorfahren unter einen Baum, holten tief Luft und der Körper kehrte wieder in den Normalzustand zurück, in eine Ruhephase. Dieses Stillhalten und Vorwärtstreiben ist genauso tief in uns verwurzelt wie der Flucht- oder Kampfmechanismus. Unsere Gene erinnern sich daran, und darin liegt auch die Erklärung, warum wir die Natur als so erholsam empfinden. Hier fühlen wir uns geborgen, der Puls verlangsamt sich, der Blutdruck sinkt auf normales Niveau, die Atmung wird ruhiger. Gleichzeitig wird der Kopf klar, sodass wir über das nachdenken können, was wir gerade planen – vom Baum herunterklettern, weiter schlendern oder die Freundschaft mit einem Fremden vertiefen.

Von Stressreaktionen profitieren wir täglich, etwa wenn wir vor einem kniffligen Problem stehen, auf die Fahrradklingel direkt hinter uns oder einen aggressiven Hund reagieren, mit unserem anstrengenden Chef oder einem launischen Teenager umgehen. Der Körper schaltet blitzschnell auf Hochspannung um: Der Blutzucker schießt in die Höhe, die Muskeltonus steigt, das Herz schlägt schneller, der Blutdruck steigt und wir fühlen uns wacher und stark. Alle Sinne werden geschärft, wir hören und sehen besser, die Konzentration ist hoch und wir sind zu 100% auf die vor uns liegende Aufgabe fokussiert.

Als ich vor zehn Jahren meinen Sohn reglos auf dem Boden liegen sah, reagierte ich in Millisekunden. Während ich ihn automatisch in die stabile Seitenlage brachte und seine Atmung kontrollierte, rief ich nach seinem Freund, damit dieser den Notarzt verständigte. Ich reagierte blitzschnell auf die plötzlich gefährliche Situation. Als der Tod mir auf die Schulter tippte, war ich bereit, ihn mit allen Mitteln zu bekämpfen. Einen Moment lang war ich Superwoman. Erst, als der Notarzt da war und es meinem Sohn erkennbar besser ging, konnte ich abschalten.

## *Wenn Stress gefährlich wird*

Diese Art von Stress also ist sehr nützlich. Gefährlich wird es, wenn Stress zum Dauerzustand wird und wir zu wenige Regenerationspausen haben. Heute wird Stress oft von Dingen ausgelöst, vor denen man nicht fliehen und die man auch nicht bekämpfen kann. Das kann ein Stau auf dem Weg zur Arbeit sein, der Computer, der sich mal wieder aufgehängt hat, oder Aufgaben, die scheinbar nicht weniger werden. Wer keine Mittel und Wege findet, mit diesen Stressauslösern umzugehen, braucht länger, bis der Körper in seine Erhol-Phase zurückfindet. Deshalb kann es so hilfreich sein, den verflixten Computer zu verfluchen, oder nach einem Streit eine Runde ums Haus zu drehen. Das beschleunigt den Abbau der Stresshormone.

Gefährlicher Stress hat eine gefährliche Eigenschaft – er schleicht sich in unser Leben. Das beginnt vielleicht damit, dass im Job viel zu tun ist, dann gibt es eine Re-Organisation, dann geht ein Kollege, und die Sorge, ob man mit den neuen Aufgaben klarkommt, seinen Job behält oder einen neuen bekommt, wächst. Auch die vielen Kriege oder Terrorakte in der Welt, die täglich via Fernsehen und Telefon in unseren Alltag einbrechen, erhöhen Unsicherheit und Ängstlichkeit. Die Kinder fordern die volle Aufmerksamkeit, ihre und die eigene Freizeit will organisiert sein, Freunde und Verwandte erwarten Zuwendung und Besuche, der Partner wünscht sich Nähe und Geborgenheit. Vielleicht ist das Geld knapp, manche Bekannte will man vielleicht gar nicht mehr treffen, Wochenenden und Urlaube wollen erlebnisreich gestaltet werden – und so weiter, und so weiter. Auch Krankheit, Sorge um Angehörige oder Schmerzen versetzen den Körper in Aktionsbereitschaft. Ungewollte Arbeitslosigkeit und Einsamkeit verursachen Stress. Vielleicht ist man immer häufiger bedrückt, ohne so recht zu wissen, warum.

Dauerbereit zu sein verschleißt uns. Stresshormone fungieren anfangs wie Energiebooster, was bei den meisten dazu führt, sich irgendwie durchzubeißen und alle „nein, aufhören!"-Signale zu überhören. Statt auf unseren Körper zu hören, betäuben wir uns mit noch mehr Arbeit, mit noch mehr Aktivitäten, Essen oder zahlreichen unnötigen Beschäftigungen, z.B. stundenlangem Fernsehen oder Dauer-Präsenz in den Sozialen Medien. Die Angewohnheit, viele Eisen im Feuer zu haben, wird man nur schwer los. Wie Du als Person Deine persönliche Lage erlebst, hat Einfluss auf Deine Gesundheit – das sagen Wissenschaftler, die im Bereich der biopsychosozialen Medizin forschen. Zwischen der gesellschaftlichen Position eines Menschen und stressbedingten Krankheiten gibt es Zusammenhänge.

Das Talent, geliebt zu werden, Freunde zu finden und mit anderen zusammenzuarbeiten, stärkt die Position eines Menschen in einer Gruppe, führt zu einem Gefühl von gutem Leben – und macht gesünder. Wenn diese Position bedroht oder zerstört wird, sind Störungen im Immunsystem die Folge, und es fällt uns schwerer, mit Stress und Schwierigkeiten umzugehen. Diese körperliche Reaktion wird vererbt und kann Menschen noch Generationen später verwundbar machen. Das trägt dazu bei, dass manche Menschen es so viel schwerer als andere haben, mit Stress fertigzuwerden.

Als Perfektionist engagierst Du Dich gern in Deinem Job und für Deine Familie und willst immer wieder beweisen, dass Du auch in der Risikozone tüchtig bist. Wer die Fähigkeit hat, vieles gleichzeitig zu erledigen und sich um andere zu kümmern, vernachlässigt oft sich selber und erhöht damit das Risiko für sich. Deine größte Stärke ist auch Deine größte Schwäche. Wer nie Zeit für Pausen und zum Atemholen findet, den holt der Stress ein, erst schleichend, dann mit einem Knall. Das Erschöpfungssyndrom wird sehr unterschiedlich erlebt, aber immer gehören Gefühle wie Machtlosigkeit und Unwirklichkeit dazu.

## *Lebenswichtige Pausen*

Das Gegenmittel für Stress sind Pausen, also Schlaf, Entspannung und Ausruhen. Schlaf ist die beste aller Pausen. Das Paradoxe an Stress ist, dass er besonders den Schlaf stört, und dass schlechter Schlaf Stress erhöht.

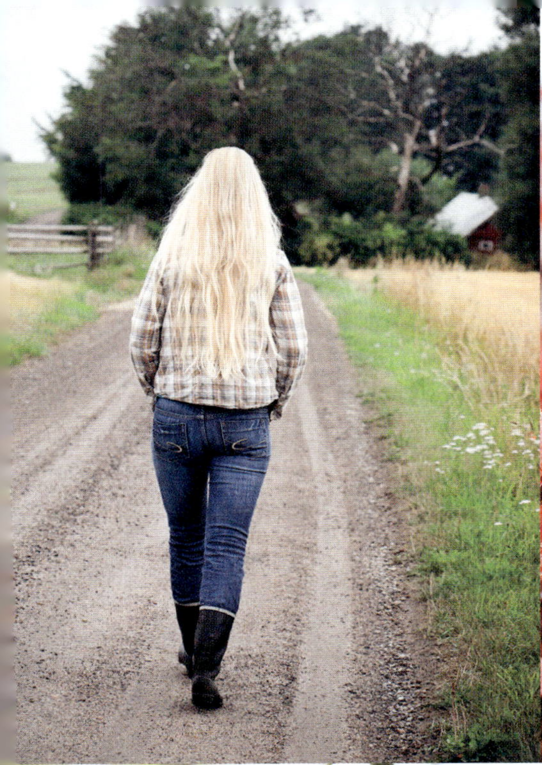
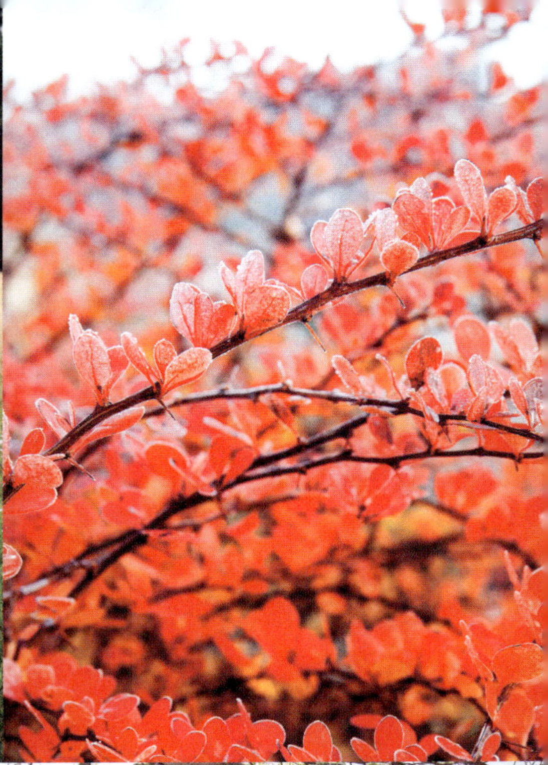
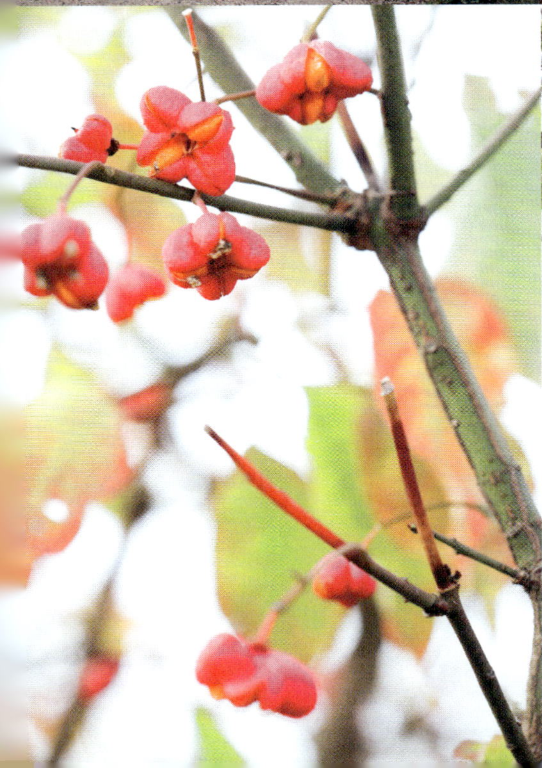
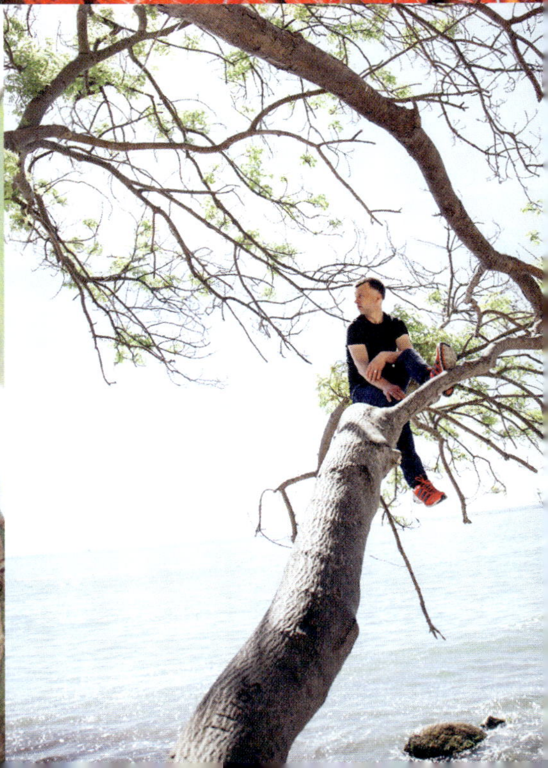

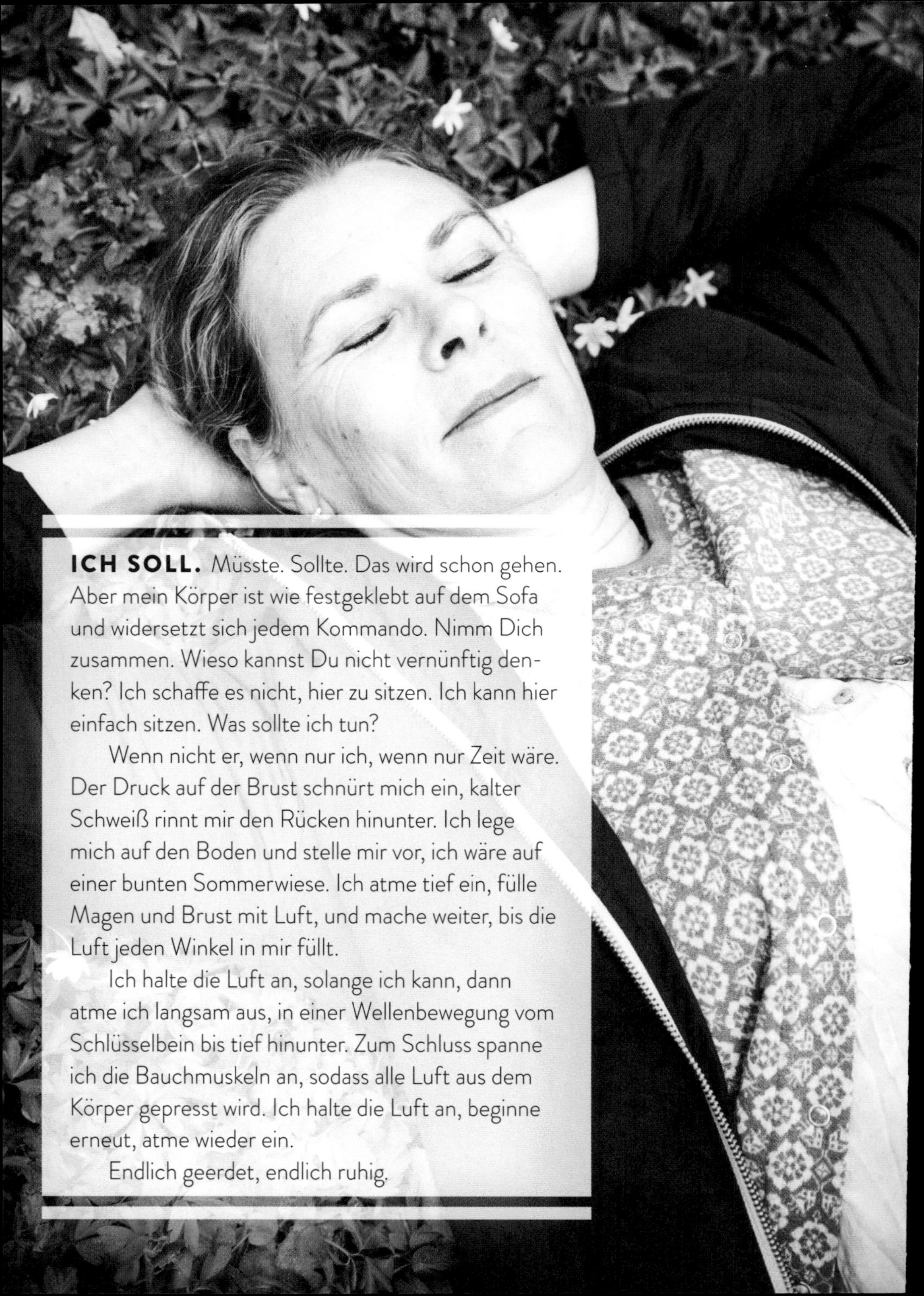

**ICH SOLL.** Müsste. Sollte. Das wird schon gehen. Aber mein Körper ist wie festgeklebt auf dem Sofa und widersetzt sich jedem Kommando. Nimm Dich zusammen. Wieso kannst Du nicht vernünftig denken? Ich schaffe es nicht, hier zu sitzen. Ich kann hier einfach sitzen. Was sollte ich tun?

Wenn nicht er, wenn nur ich, wenn nur Zeit wäre. Der Druck auf der Brust schnürt mich ein, kalter Schweiß rinnt mir den Rücken hinunter. Ich lege mich auf den Boden und stelle mir vor, ich wäre auf einer bunten Sommerwiese. Ich atme tief ein, fülle Magen und Brust mit Luft, und mache weiter, bis die Luft jeden Winkel in mir füllt.

Ich halte die Luft an, solange ich kann, dann atme ich langsam aus, in einer Wellenbewegung vom Schlüsselbein bis tief hinunter. Zum Schluss spanne ich die Bauchmuskeln an, sodass alle Luft aus dem Körper gepresst wird. Ich halte die Luft an, beginne erneut, atme wieder ein.

Endlich geerdet, endlich ruhig.

Die Natur ist der beste Platz, um Tiefenentspannung und Erholung zu erreichen. 1984 legte Roger Ulrich, Professor für Architektur und evidenzbasiertes Gesundheitsdesign an der Technischen Hochschule Chalmers in Göteborg, die bahnbrechende Studie „View through a window may influence recovery from surgery" vor. Darin wies er nach, dass Patienten, die ein Zimmer mit Aussicht auf einen Park haben, sich signifikant schneller erholten, als solche, die auf eine Mauer aus Ziegelsteinen blickten. Ulrich ist davon überzeugt, dass die heilende Wirkung der Natur evolutionär bedingt ist. Unsere Urahnen haben gelernt, sich im Grünen wohlzufühlen, das ist weiter in unserem Unterbewusstsein lebendig, quasi in unseren genetischen Code einprogrammiert. Schon der bloße Anblick der friedlichen Natur erfüllt mit Harmonie. Wer es nicht gewohnt ist, für den kann das Erlebnis Natur aber auch anstrengend sein. Dann sind Übung und Kenntnis nötig, um tiefe Natur-Geborgenheit und -Ruhe auch wirklich erleben zu können. Wenn für Dich draußen sein eher ungewohnt und beunruhigend ist, dann gehe nicht gleich in riesige Wälder, sondern lieber regelmäßig in einen Park, und dann mache vielleicht die ersten Spaziergänge durch ein kleines Wäldchen.

Pausen müssen regelmäßig sein, und wir brauchen sie mehrmals am Tag. Ein Morgenspaziergang im Park kann so eine Pause sein, aber auch die 20 Minuten der Mittagspause, die man auf einer Bank sitzt und auf einen See blickt oder die Viertelstunde, die man etwas im eigenen Garten macht. In erster Linie geht es darum, das Gehirn ausruhen zu lassen. In einer Studie wurde gezeigt, dass bei Menschen, die regelmäßig ein halbe Stunde im Garten arbeiten, deutlich geringere Mengen des Stresshormons Kortisol im Blut nachzuweisen sind als bei denen, die sich mit einem Buch auf die Couch legen. Und außerdem haben sie auch noch viel bessere Laune als die Kontrollgruppe, die im Haus blieb und las.

Freizeit, die wirklich freie Zeit ist, terminfreie Tage, in denen E-Mail und Telefon nicht beachtet werden, ist wichtig. Halte solche Ruhetage in Ehren! Deine Familie und Freunde schließt Du dabei nicht aus, aber Besuche im Legoland oder Einkaufszentrum solltest Du verschieben. Gehe lieber in den nahegelegenen Wald, an einen See oder an den Strand, wo Deine Sinne zur Ruhe finden. Eine Ursache für Erschöpfungszustände ist das Unvermögen, zwischen den wirklich wichtigen Dingen des Lebens und den lediglich wünschenswerten zu unterscheiden und die richtigen Prioritäten zu setzen. Bevor Du nicht in tiefer Ruhe bist, wirst Du nicht verstehen, wie wichtig Ruhe ist. Fache die Ruhe an mit einem Ruhetag am Wochenende, aber jage der Ruhe nicht krampfhaft nach. Wenn Du feststellst, dass

Du einen ganzen Sonntag lang nichts getan hast, dann war das vielleicht die wichtigste Tätigkeit der ganzen Woche.

Wenn man Orte vergleicht, an denen besonders viele Menschen 100 Jahre und älter werden, zeigt sich in der Regel, dass dies weder mit Ernährung oder Bewegung zu tun hat (auch wenn sie meist nur mäßig essen, oft ihr Gemüse im Garten selber anbauen und viel in Bewegung sind). Was diese Menschen verbindet ist, dass sie nahe Verwandte haben, dass sie über die Gabe verfügen, die Tage so zu nehmen, wie sie kommen – und mit sich und der Welt im Reinen sind.

Was uns immer wieder stresst, wird früher oder später richtig schlecht. Verspannte Muskeln beginnen zu schmerzen, das Herz schlägt zu schnell oder setzt immer wieder einen Schlag aus, der Rücken schmerzt, der Kopf auch. Statt hellwach zu sein bist Du müde, die Lust auf Sex vergeht, Du schläfst schlecht und der ganze Metabolismus verschlechtert sich. Schwindel, Konzentrationsprobleme, Vergesslichkeit, Ärger, Magen- und Darmprobleme werden chronisch. Das Immunsystem wird schwächer, wir werden anfälliger für Allergien und Schmerzen, aber auch für Niedergeschlagenheit und Angst. Die Stresshormone werden in den Nebennieren produziert, und nach einer gewissen Zeit wird das Stress-System ausgelaugt. Das ist wie bei einem neuen Akku, der anfangs kaum aufgeladen werden muss und bei dem das Laden rasch geht. Aber je verbrauchter er ist, desto öfter und länger muss er an die Ladestation. Je anstrengender Arbeit für Deinen Körper und Dein Gehirn sind, und je mehr Stress Du ausgesetzt bist, desto mehr und längere Pausen brauchst Du. Oft kommt der Umschwung, wenn das Schlimmste vorbei ist, wenn Du endlich zur Ruhe kommen könntest – z.B. nach einem abgeschlossenen Projekt, oder im Urlaub. Es ist eine natürliche Reaktion, nach einer langwierigen und anstrengenden Aufgabe erschöpft zu sein. Es ist normal, sich zurückzuziehen und wieder Kraft zu sammeln, wenn man spürt, dass man trotz aller Anstrengung nicht weiterkommt. Diese Art von Müdigkeit kann man nicht einfach über Nacht wegschlafen. Nicht einmal ein paar Wochen Urlaub reichen dafür aus, wenn der Körper physisch und seelisch leer ist. Viele Menschen empfinden ein Schuldbewusstsein, weil sie ihre Stärke und ihre Lust an der Arbeit verloren haben. Das sind Gefühle, die Erholung zusätzlich behindern.

## *Gefahr, das Gehirn zu schädigen*

Durch langandauernden Stress wird das Hirn so geschädigt, dass es sich umprogrammieren kann. Wenn das Gefühlszentrum im

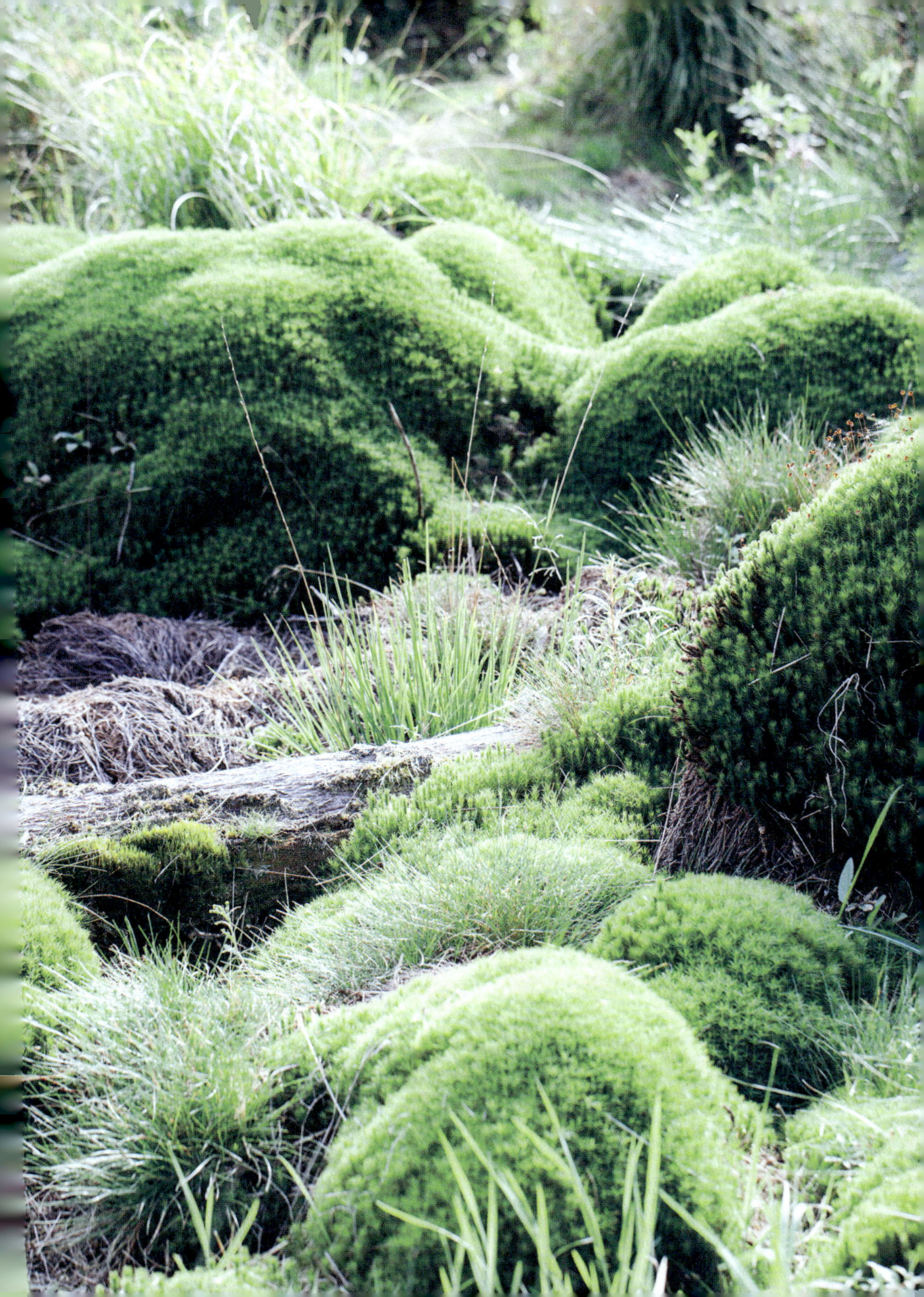

Gehirn, die *Amygdala*, zu oft aktiviert wird, reicht irgendwann sehr wenig Stress, um Unruhe, Nervosität oder Irritation auszulösen. Aber auch der *Hippocampus*, der Teil unseres Gehirns, in dem sich Hirnzellen und Erinnerungen bilden, wird beeinflusst – unsere Fähigkeit, mit Stress umzugehen, sinkt. Es bilden sich weniger neue Gehirnzellen, folglich fällt es Dir schwerer, Dinge zu lernen. Und zu guter Letzt funktionieren auch die Nervenverbindungen im Gehirn, die Synapsen, schlechter, was unser soziales Leben beeinträchtigt. Die Folge: Es fällt uns schwerer, uns zu konzentrieren oder Entscheidungen zu fällen.

Es gibt viele Volkskrankheiten, die mit Stress zusammenhängen: Herzrasen, Infarkt, Nacken- und Rückenschmerzen, Schlafstörungen, Schmerzen, Verstopfung, Durchfall, Sodbrennen, Fettleibigkeit und Reizdarm, Diabetes Typ 2, sinkende Fruchtbarkeit, Burn-Out, ein erhöhtes Risiko für Allergien, Autoimmunerkrankungen wie MS, Zöliakie, Diabetes Typ 1, rheumatoide Arthritis oder Tumore. Ein geschwächtes Immunsystem, das seinerseits zu mehr Erkältungen oder Grippe führt. Ausgebrannt sein schädigt das Hirn sichtbar, in Form von schlechtem Erinnerungsvermögen, verminderter Aufmerksamkeit und Konzentration. Tierversuche an Mäusen haben gezeigt, dass die Anfälligkeit für Stress an die eigenen Kinder, sogar an die Enkel vererbt werden kann.

## *Die unglaubliche Kraft der Natur*

Es gibt viele Theorien darüber, warum die Natur solche starken Auswirkungen auf uns hat. Das auf Umweltpsychologie spezialisierte Professoren-Ehepaar Rachel und Stephen Kaplan untersucht seit den 1980er Jahren die Zusammenhänge zwischen Stress und der Natur. Beide sind überzeugt, dass wir alles, was geschieht, auf zwei verschiedene Weisen wahrnehmen: einmal durch zielgerichtete Aufmerksamkeit, dann durch spontane, mühelose Aufmerksamkeit. Die zielgerichtete Aufmerksamkeit brauchen wir im Alltag für alles, was um uns herum geschieht. Wir reagieren auf Werbung und aufploppende E-Mails, wir zucken zusammen, wenn es plötzlich laut wird oder wenn eine Wespe im Anflug ist. Kurz gesagt, wir reagieren auf alles, was irgendeine Form von Aktivität erfordert. Das kostet uns viel Kraft. Die spontane Aufmerksamkeit steht dazu im diametralen Gegensatz. Sie nimmt Eindrücke auf, die keine Handlung oder Anstrengung erfordern: Der Gesang der Vögel, ein plätschernder Bach, das Brausen des Winds oder das leise Prusten eines Babys im Kinderwagen. Die Folge: weniger Stresshormone. Das Herz schlägt langsamer, der Atem wird tiefer, das Gehirn erholt sich. Wir schalten ab. Wir erleben dabei zwei voneinander unabhängige und autonome Nervensysteme in Aktion. Das sympathische

Nervensystem gibt Gas, sorgt für Aktivität. Das parasympathische Nervensystem wiederum ist vergleichbar mit einer Bremse, es versetzt uns in einen Ruhezustand.

Die Forschung der Kaplans zeigt, wie die Natur es uns ermöglicht, uns vom hohen Tempo des Alltags mit Arbeit, Routinen und eingefahrenen Denkmustern zu distanzieren. Die besten Effekte stellen sich dort in der Natur ein, wo genügend Platz und natürliche Abwechslung herrscht. Deswegen sollte ein Garten oder ein Park viele Facetten haben, sowohl offene als auch geschlossene Räume, und ganz unterschiedliche Pflanzen. Die verschiedenen Natur-Milieus sollten ineinander übergehen, Geräusche und Düfte sollten nicht die volle Aufmerksamkeit verlangen – wie etwa Vogelzwitschern. In Deinem Garten kannst Du Schutzräume schaffen, wenn Du Hecken anlegst oder Holztrennwände aufstellst. Du kannst auch eine Öffnung in eine Hecke schneiden, um eine schöne Aussicht zu haben. Das Plätschern von Wasser neutralisiert Verkehrslärm, und Pflanzen rund um Deinen Sitzplatz geben Dir etwas, an dem Du Dich erfreuen kannst. Details machen beim Naturerlebnis den Unterschied.

# SICH ERHOLEN

*Nimm Dir Zeit und überlege, was das Wort Erholung für Dich bedeutet. Welche Gedanken hast Du dazu? Erspüre, wo im Körper Du Deinen Puls spüren kannst. Vorwärtsbewegung erfordert auch Haltestellen. Gönne Dir eine Pause zum Atemholen.*

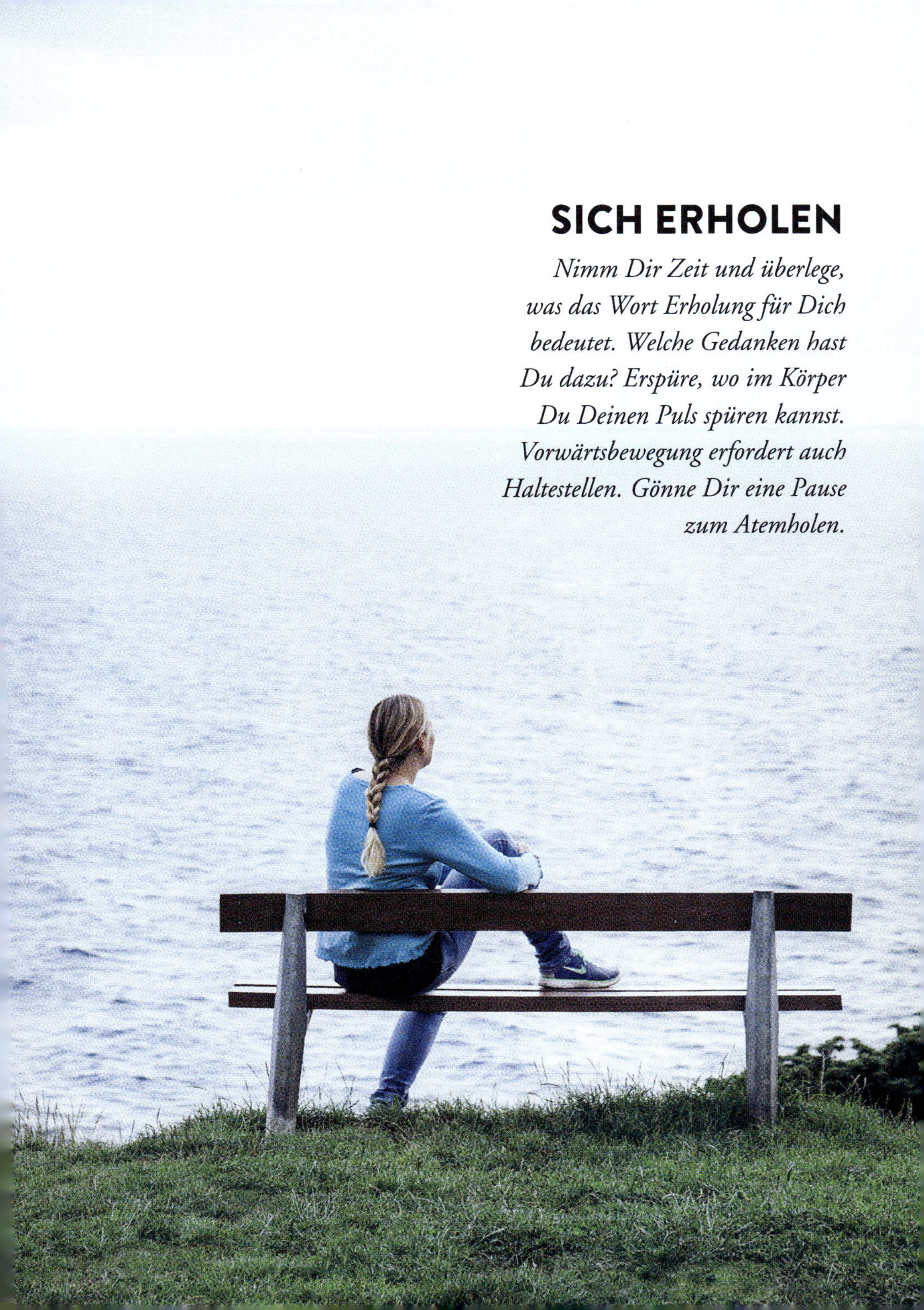

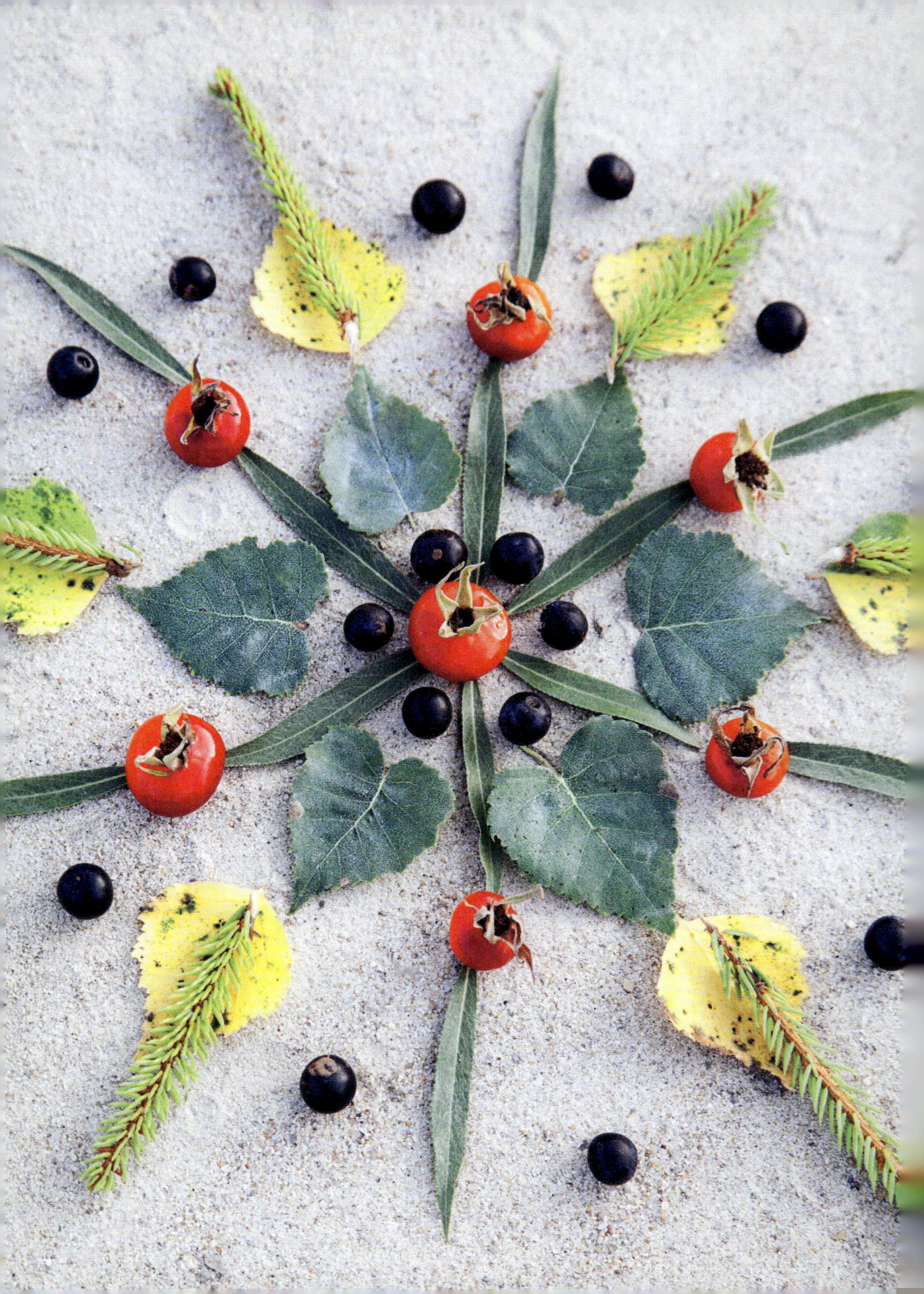

## ÜBUNG: MANDALA

Etwas zu tun, was nach landläufiger Meinung nutzlos ist, ist pure Erholung für unser Gehirn. Deshalb ist es sowohl nützlich als auch bedeutungsvoll! Lege ein Mandala aus den Dingen, die Du in der Natur oder Deinem Garten findest. Mandala ist ein Wort aus dem Sanskrit und bedeutet Kreis. Oft wird es im Zusammenhang mit Meditation verwendet. Traditionell macht man die Bilder mit Reiskörnern oder gefärbtem Sand, aber sie aus Dingen, die Du vorfindest, zu machen, ist genauso schön. Ein wesentlicher Gedanke hinter dem Mandala ist seine Zufälligkeit. Wichtig ist die Aktivität, nicht das Resultat.

Sammle Material vom Boden, z.B. Blätter, Steine, Beeren, Blüten, Zweige, Grashalme, Schneckenhäuschen oder Rindenstücke. Gern in ganz verschiedenen Farben.

Suche Dir einen neutralen Untergrund – Gras, Erde oder Sand. Dort kannst Du Dein Mandala legen.

Beginne den Kreis in der Mitte und weite ihn nach außen aus.

Lass Dir Zeit bei Deinem Mandala. Konzentriere Dich darauf, es schön zu machen. Es geht nicht um Perfektion.

Danke der Natur für das Material, das sie Dir an diesem Tag schenkt, und nimm das Bild Deines Mandalas in Deinen Gedanken mit nach Hause.

## *Das Schiff wenden*

Um eine der Gesundheit zuträglichere Umgebung zu schaffen, brauchen Städte viel mehr grüne Oasen, weniger Lärm und ein realistisches Arbeitstempo. Die Arbeit sollte so gestaltet sein, dass jeder Mensch auf seine Situation einwirken kann. Wer wenig oder gar keinen Einfluss auf sein Arbeitsleben hat, läuft Gefahr, schneller stressbezogene Krankheiten zu haben. Eine Kultur, die den Gedanken „Alles ist möglich" anbetet, braucht eine gewisse Dosis Pessimismus, denn alles kann man einfach nicht machen. Es gibt Grenzen für das, was Menschen zumutbar ist, sogar dann, wenn das mit Humor und einer Dosis „Ach was soll's!" geschieht. Um effektiv zu sein und auch lange Strecken zu bewältigen, sind ausreichend Erholungsphasen erforderlich.

Glücklicherweise ist unser Gehirn veränderbar. Manche Funktionen kommen womöglich nicht zurück, wie etwa Stress-Resistenz, denn eigentlich ist der Mensch nicht gemacht für Stress, wenn man mal vom kurzfristigen Stress absieht. Die Evolution hat uns so geformt, dass wir zwischen Aufgaben Pausen haben, um Kraft und Energie zu tanken. Wer rechtzeitig die Bremse zieht, bei dem erholen sich fast alle Hirnfunktionen, auch wenn das eventuell etwas Zeit braucht. Die Erholung geschieht in mehreren Schritten. Je mehr Du dabei draußen in der Natur bist, desto besser. Seelische und physische Symptome verbessern sich und heilen mit der Zeit, sofern Du weiter Kraft in der Natur suchst. Wenn Du zum ersten Mal einen Wald- oder Strandspaziergang machst, hast Du evtl. das Gefühl, dass alles in Deinem Kopf ein einziger Gedankenwirrwarr ist. Aber nach einiger Zeit wirst Du merken, wie sich die Gedanken sortieren. Und das ist ein gutes Anzeichen dafür, dass Du auf dem richtigen Weg bist.

In der nächsten Phase kannst du darüber nachdenken, dann Deinen Gedanken freien Lauf lassen und die Natur mit allen Sinnen aufnehmen. Und auf einmal entsteht eine innere Ruhe, eine Art Gehirnschweigen, und findest die Zeit, Dich mit dem zu beschäftigen, was vor kurzem oder auch langem geschehen ist, vielleicht in Deiner Kindheit. Solche Gedanken können schwer im Magen liegen und stören, weil so viel Kraft nötig ist, sie zu bändigen. Solange Du Dich aber nicht mit ihnen auseinandersetzt, tragen sie zu Stress bei.

Und dann kommt die Phase, in der Du eine Tiefenentspannung spürst. Nun kannst Du Deine Prioritäten neu setzen, planen und entscheiden, was als nächstes kommt. Wenn Du spürst, wie Du eins wirst mit der Natur, hast Du eine seelische Dimension erreicht, in der Du Lebensfreude und Lebenslust wieder intensiv leben kannst.

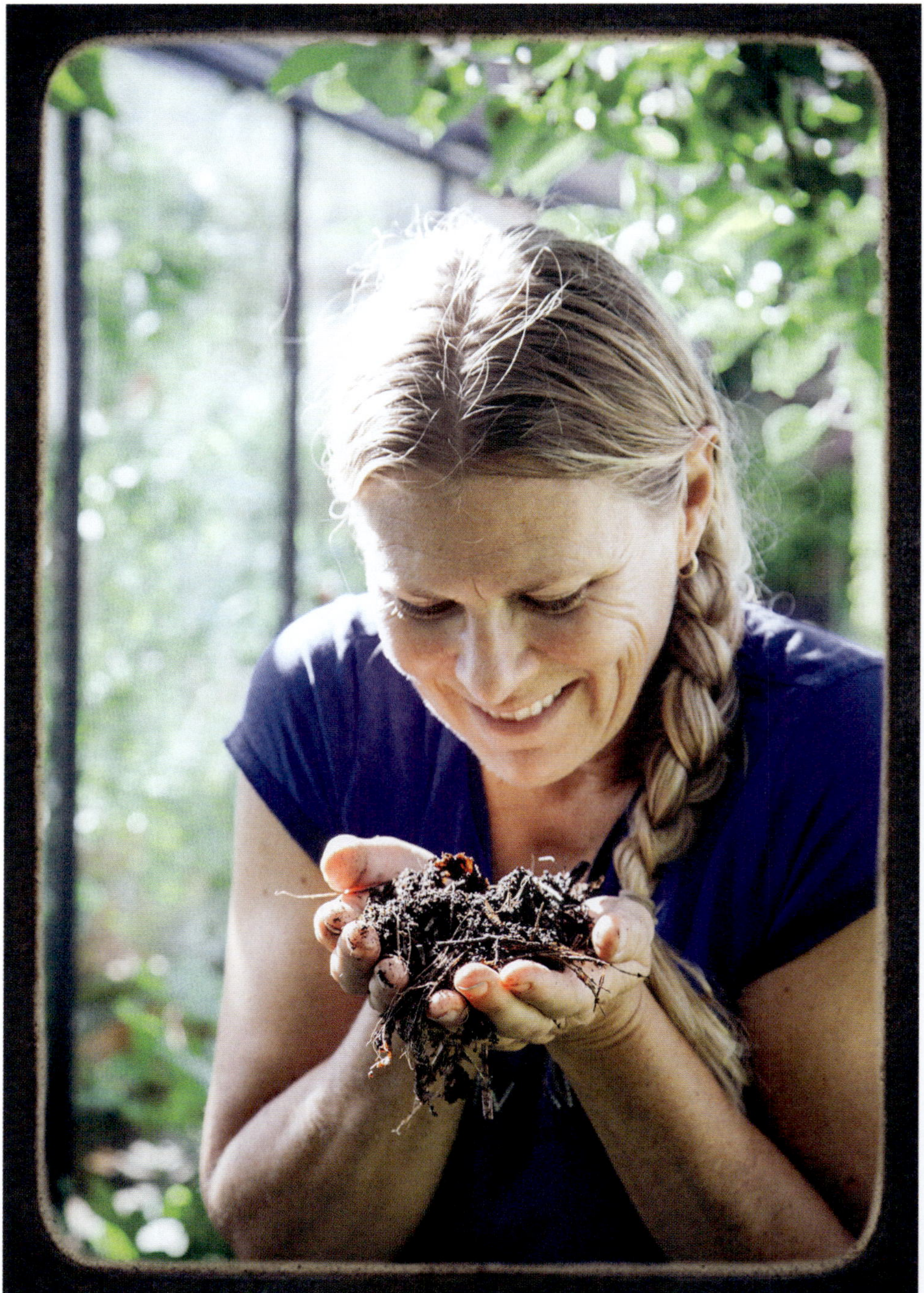

# Das Wunder Erde

Nimm eine Handvoll Erde, lebendige Erde – aus Deinem Garten oder aus dem Wald. Sag den vielen Mikroorganismen, die Du in der Hand hältst, ein freundliches „Hallo!“. In jedem Gramm Erde sind mehr lebendige Wesen, als es Menschen auf der Erde gibt. Wenn mir dieser schwindelerregende Gedanke bewusst wird, gehe ich jeden Schritt mit noch größerer Achtung. Ganz besonders, wenn ich barfuß unterwegs bin. Unserer Körper hat sehr viel mit der Erde gemeinsam. Stell Dir eine Handvoll Deines Darminhalts vor. Darin sind genauso viele Mikroorganismen wie in einer Handvoll Erde. All diese Lebewesen können wir mit bloßem Auge nicht sehen, aber ohne sie wäre Erde nicht Erde und der Mensch nicht Mensch. Jeder Erwachsene trägt ungefähr 1,5 kg Bakterien mit sich herum, und die meisten von ihnen sind wertvolle und geschätzte Mitarbeiter. In der menschlichen DNA gibt es ca. 26.000 Gene, die Bakterien aber, die in und von uns leben, bringen es zusammen auf mehrere Millionen Gene. Manche Forscher gehen so weit und stellen in Frage, ob wir uns überhaupt Menschen nennen dürfen, sondern eigentlich nur ein Haufen Bakterien in menschlicher Schale sind. Macht man sich klar, dass die individuelle Bakterienausstattung von Hunger bis Laune so ziemlich alles regelt, ist die Frage wohl eher, ob wir sie oder sie uns lenken.

## *Gute Bakterien*

Bei Bakterien denken wir meist an Krankheit und hygienische Katastrophen, aber wir könnten ohne sie nicht überleben. Eines der besten ist die Mikrobe *Mycobakterium vaccae.* Wenn wir durch unser Essen, die Haut oder durchs Einatmen damit in Kontakt kommen, beginnt unser Körper den Botenstoff Serotonin zu produzieren. Serotonin macht gute Laune. Deprimierte oder depressive Menschen haben deutlich weniger Serotonin im Blut als andere, was ihre Beschwerden zum Teil erklärt. Sie werden daher oft mit Serotoningaben behandelt. Tests mit dem *Mycobakterium vaccae* ergaben, dass Depressive deutlich weniger unruhig sind, wenn sie damit in Kontakt kommen. Es gibt Mikroben, die Krankheiten wie Tuberkulose und Lepra verursachen, aber das *Mycobakterium vaccae* ist eine Medizin gegen viele Krankheiten. Erforscht ist seine positive Wirkung bei Allergien, Ekzemen, Morbus Crohn, Psoriasis und Asthma. Offensichtlich können wir nach Kontakt mit diesem Bakterium auch besser denken und lernen. Es gibt viele Gründe dafür, die Nase in gute Erde zu stecken und überhaupt viel an der frischen Luft zu sein. Sich in frischer Luft richtig dreckig machen – wenn Kinder das beim Spielen dürfen, werden sie später schlauer.

## *Von Erde bist Du genommen*

Erdreich besteht v.a. aus Mineralen und organischem Material. Die Minerale sind im wesentlichen zerfallene Steine, wir sprechen meist von Ton, Sand und Schlick – Materialien, die viel Magnesium, Eisen, Kalzium, Silizium, Natrium und Kalium enthalten. Das sind elementare Makro- und Mikrobestandteile, die wir brauchen, damit unser Körper funktioniert. Unser Körper ist aber nicht so beschaffen, dass wir diese lebenswichtigen Minerale zu uns nehmen könnten, indem wir einfach

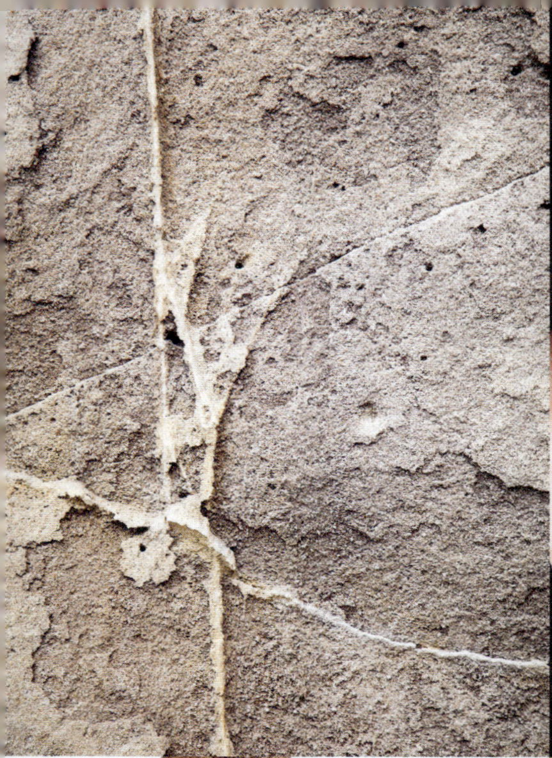
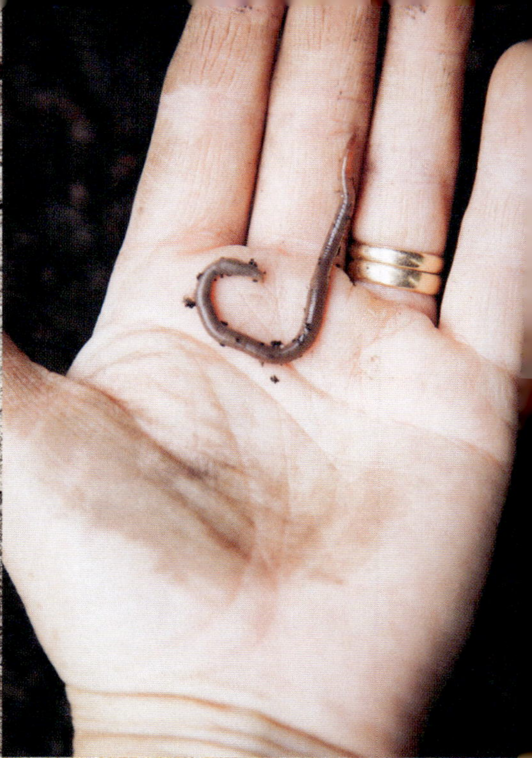
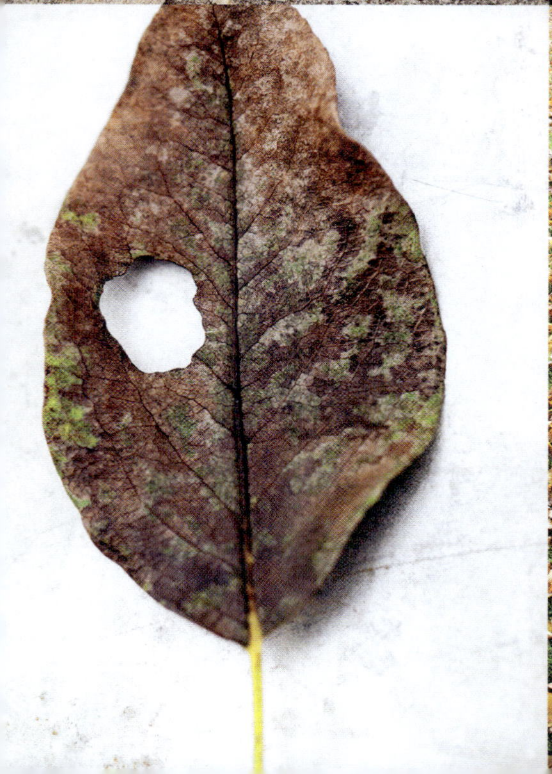
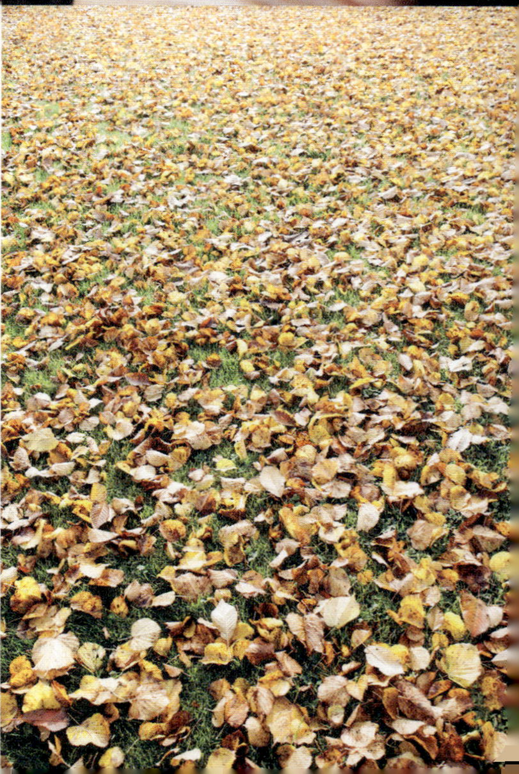

zermahlene Steine essen. Damit unser Verdauungssystem sie herauslösen kann, müssen wir sie durch pflanzliche Nahrung aufnehmen. Verschiedene Pflanzen nehmen unterschiedliche Mineralien aus der Erde auf.

Das organische Material, es wird oft auch Humus genannt, besteht aus abgestorbenen pflanzlichen und tierischen Organismen. Zu Boden fallende Blätter und Zweige verwandeln sich in Humus. Deshalb ist der Boden im Wald so federnd und weich, im Herbst kann auf der Erde durchaus bis 1m Laub darauf liegen. In Parks und im Garten beseitigen wir das Laub meistens, im schlimmsten Fall wird es verbrannt, im besten Fall zu Komposthaufen zusammengeschoben, wo erneut der Umwandlungsprozess in Erde beginnt. Wenn Gartenabfälle aus einem guten Mix kohlenstoff- und stickstoffreicher Abfälle bestehen, werden sie von Würmern, Schnecken, Tausendfüßlern, Käfern und den Milliarden von Mikroorganismen wie Amöben, Nematoden, Protozoen, Pilzen und Bakterien rasch in Erde verwandelt. Pflanzen und Pilze arbeiten zusammen, diese Form der Symbiose nennt man *Mykhorriza*. Dabei ist der Pilz mit dem Feinwurzelsystem der Pflanze in Kontakt. Die Pflanzen nehmen Stickstoff und andere Nährstoffe auf, produzieren Zellen und wachsen.

Auch ein toter Mensch verwandelt sich in Erde, wie alles Organische. Dafür sollte der Körper allerdings nicht 2 m tief in die Erde gelegt werden wie etwa auf dem Friedhof, weil sich der Körper nicht zersetzt, wenn der Sauerstoffgehalt zu niedrig ist, dann verfault er nur. Wenn es in unserer Gesellschaft nicht undenkbar und unethisch wäre, außerdem auch ungesetzlich, würde ich es vorziehen, nach meinem Tod auf meinem eigenen Komposthaufen zu liegen, zwischen Kartoffelschalen und Pfingstrosen, oder alternativ auf einem Laubhaufen im Wald – und die Natur nimmt ihren Lauf. Der Priester sagt bei einer Beerdigung: „Von Erde bist Du genommen, zur Erde sollst Du werden". Etwas Umweltfreundlicheres gibt es nicht.

## *Abhängig von Pflanzen*

Wir Menschen sind ganz und gar auf Pflanzen angewiesen. Zusammen mit der Photosynthese nehmen sie das Kohlendioxid aus der Luft und verwandeln es in Sauerstoff, den wir einatmen können. Auch Tiere und das Erdreich setzen Kohlendioxid frei. Wenn die Menschheit aussterben würde, könnten Pflanzen problemlos weiter existieren. Ungerecht, könnte man meinen, aber wir sind eben nur ein Puzzlestück in der biologischen Vielfalt der Erde, auch wenn wir uns oft die Freiheit nehmen und uns für das Allerwichtigste halten.

Die Bausteine, aus denen eine Pflanze besteht, sind dieselben wie bei uns Menschen. Wenn wir Kartoffeln essen, führen wir uns im Wesentlichen Kohle in Form von Kohlehydraten zu, die für unseren Stoffwechsel notwendig sind. Kohle findet sich auch in der Erde oder Atmosphäre. Ohne Kohle wäre das Leben, wie wir es kennen, nicht möglich. Jedes Lebewesen enthält Kohlenstoff und ist so auf ewig eins mit der Erde und den Pflanzen. Der Überschuss an Treibhausgasen und Kohlendioxid könnte verringert werden, wenn mehr Bäume auf der Erde wüchsen. Einen Baum zu pflanzen, ist etwas sehr Gutes, ganz besonders für kommende Generationen.

Wenn Du im Schweiße Deines Angesichts Dein Küchenbeet umgräbst, hast Du vielleicht den Eindruck, als ob die Erde niemals aufhöre, als ob es unendlich viel gäbe, aber so ist das natürlich nicht. In der Weltgegend, in der wir zuhause sind, haben wir fruchtbare Böden. Wir wissen sie oft wenig zu schätzen und bauen Häuser, Fabriken und Straßen auf den wertvollsten Boden. Anderswo ist die Humusschicht dünn und die Fruchtbarkeit niedrig.

Stell Dir einen Apfel vor – er soll die Erdkugel darstellen. Teile den Apfel in zwei Hälften und lege die eine weg, das ist etwa der Teil der Erde, der mit Wasser bedeckt ist. Die verbliebene Hälfte teile erneut in zwei und lege wieder die Hälfte weg –

das entspricht den Gebirgen und der Arktis, wo man nichts anbauen kann. Das letzte Apfelviertel teilst Du erneut in zwei Hälften und legst eine weg, dieses Stück steht für Städte, Straßen und verunreinigte Gebiete. Übrig bleibt Dir ein Achtel Apfel. Schäle ihn vorsichtig und schau Dir die Schale genau an. Sie steht für die Fläche, die dem Ackerbau zur Verfügung steht und mit der die gesamte Menschheit versorgt wird. Man sollte sich darum Gedanken machen.

## *Flüssiges Gold*

Die Oberfläche der Erde ist zu mehr als der Hälfte von Wasser bedeckt – Meer, Seen, Teiche und Flüsse – und dennoch ist die Menge begrenzt. Wasser kann sich nämlich nicht neu bilden, es verändert lediglich seine Form und ist so in einem ständigen Kreislauf. Es kann fest sein wie in Eis und Schnee, flüssig wie im Wasser und dampfig wie in Wolken. Jedes Lebewesen hängt vom Wasser ab, und einige bestehen fast nur aus Wasser. Gurken z.B. bestehen zu 96 % aus Wasser. Unser Körper besteht zu ca. 70 % aus Wasser, lebenswichtig für unseren Stoffwechsel und das Zellwachstum. Professor Olle Melander von der Universität Lund hat untersucht, ob und wie Wasser Diabetes Typ 2 sowie Herz-

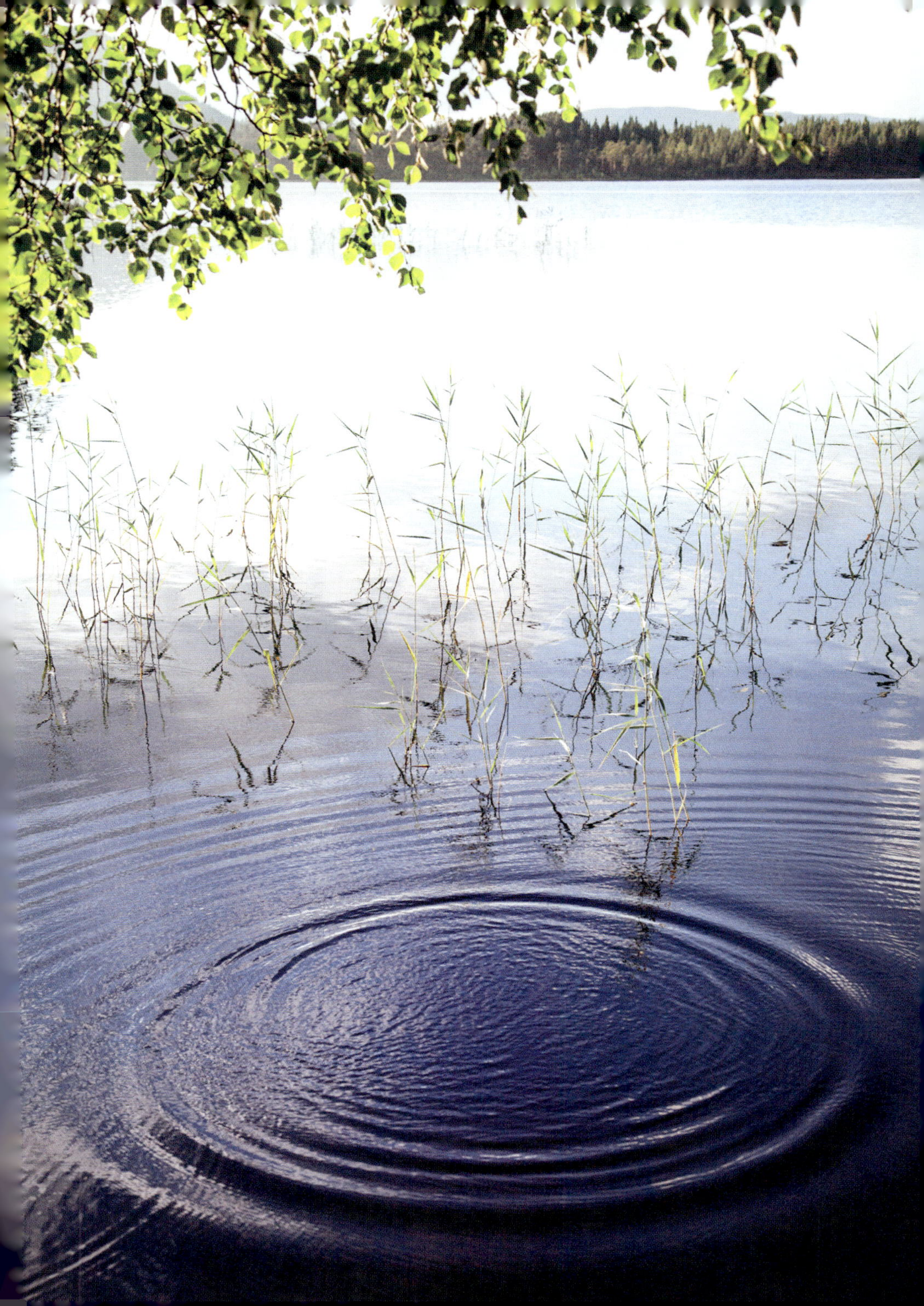

und Gefäßerkrankungen beeinflussen kann. Seine These ist, dass Menschen, die gefährdet sind, eine der genannten Krankheiten zu bekommen, das umgehen können, wenn sie täglich zwischen einem halben und zwei Litern Wasser trinken. Eine bessere Flüssigkeitsbalance vermindert den Kortisol-Spiegel und senkt so das Risiko krank zu werden. Wasser als Medizin gegen das Stresshormon Kortisol also!

Spiel einmal mit dem Gedanken, dass das Wasser, das gerade jetzt in Deinem Körper ist, durch den Stamm einer riesigen Eiche gelaufen ist, eine Festung am Leben gehalten hat, eine Wange hinuntergelaufen ist, von einem durstigen Elefanten getrunken wurde, in einer Wolke gesegelt ist, eine Sonnenblume erblühen ließ, von einem Punker verpinkelt wurde und im Allgäu Schneechaos verursacht hat. Irgendwann einmal hat eine ägyptische Pharaonin in diesem Wasser gebadet, das nun sauber, klar und wohlschmeckend im Glas vor Dir steht. Und vielleicht wird es sich demnächst im Blutkreislauf eines Albatros befinden, der über das Meer gleitet. So viel bedeutet das für die Umwelt, und für Dich.

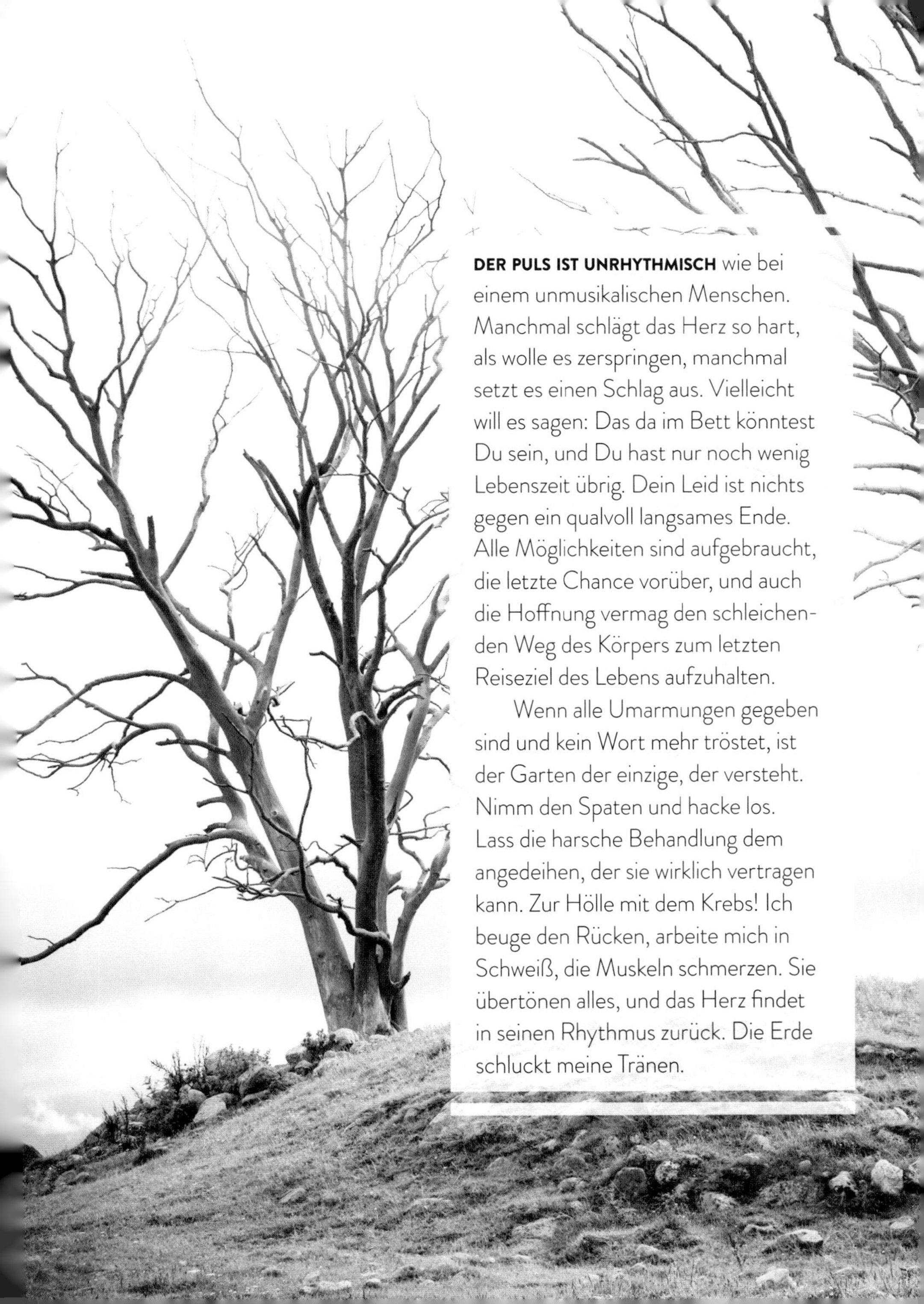

**DER PULS IST UNRHYTHMISCH** wie bei einem unmusikalischen Menschen. Manchmal schlägt das Herz so hart, als wolle es zerspringen, manchmal setzt es einen Schlag aus. Vielleicht will es sagen: Das da im Bett könntest Du sein, und Du hast nur noch wenig Lebenszeit übrig. Dein Leid ist nichts gegen ein qualvoll langsames Ende. Alle Möglichkeiten sind aufgebraucht, die letzte Chance vorüber, und auch die Hoffnung vermag den schleichenden Weg des Körpers zum letzten Reiseziel des Lebens aufzuhalten.

Wenn alle Umarmungen gegeben sind und kein Wort mehr tröstet, ist der Garten der einzige, der versteht. Nimm den Spaten und hacke los. Lass die harsche Behandlung dem angedeihen, der sie wirklich vertragen kann. Zur Hölle mit dem Krebs! Ich beuge den Rücken, arbeite mich in Schweiß, die Muskeln schmerzen. Sie übertönen alles, und das Herz findet in seinen Rhythmus zurück. Die Erde schluckt meine Tränen.

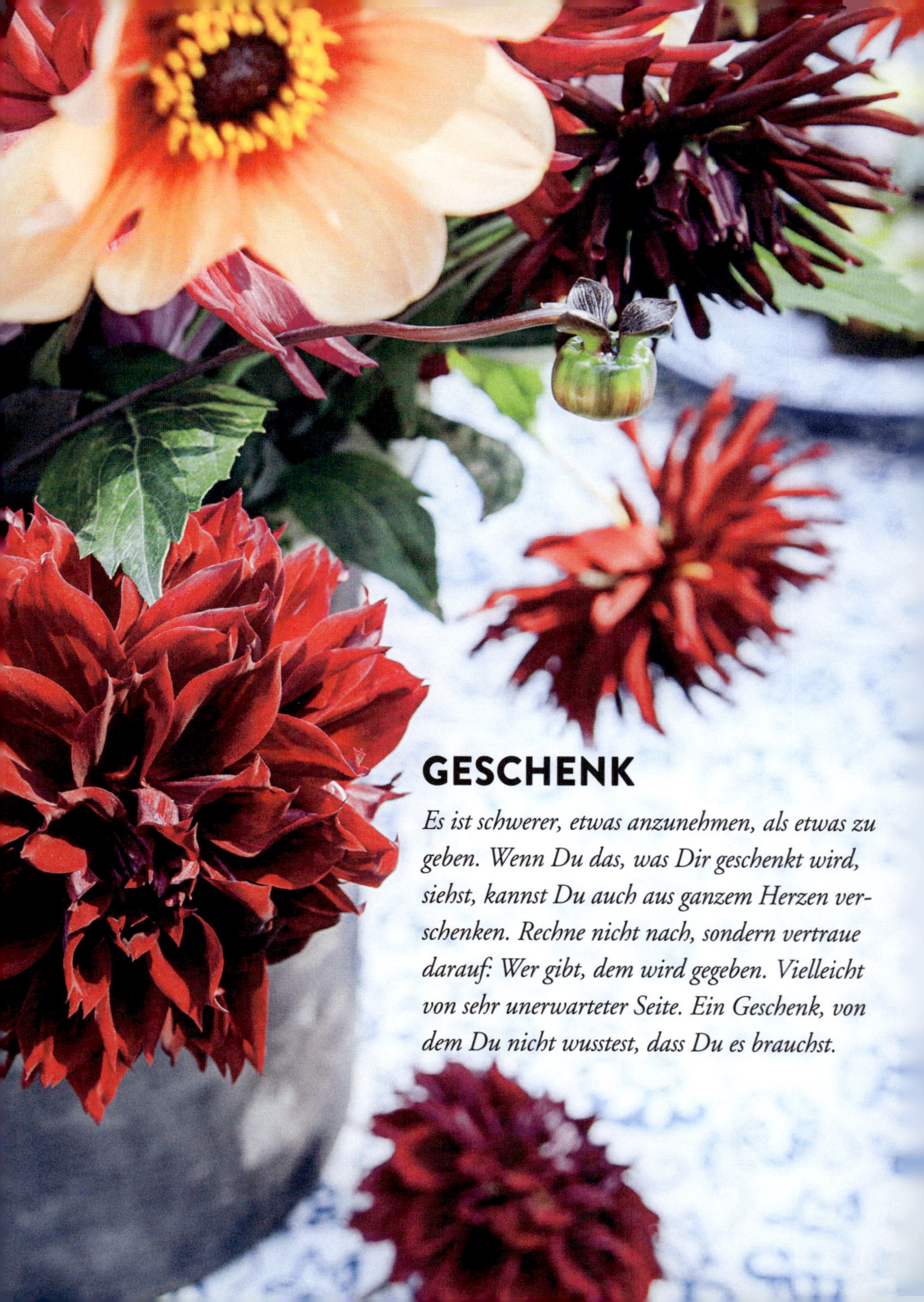

## GESCHENK

*Es ist schwerer, etwas anzunehmen, als etwas zu geben. Wenn Du das, was Dir geschenkt wird, siehst, kannst Du auch aus ganzem Herzen verschenken. Rechne nicht nach, sondern vertraue darauf: Wer gibt, dem wird gegeben. Vielleicht von sehr unerwarteter Seite. Ein Geschenk, von dem Du nicht wusstest, dass Du es brauchst.*

## *Sich mehr erden*

Es kann einem schon seltsam vorkommen, dass wir Menschen so mit der Erde, dem Wasser und den Pflanzen verbunden sind, und doch so einen großen Unterschied zwischen uns und der Natur machen. Je weiter weg von der Natur wir leben, desto schwächer wird die Verbindung zwischen uns und ihr. Dass wir die Erde, die Wälder und das Wasser durch Verwüstung, Düngung und giftige Abfälle zerstören, ist sowohl erschreckend als auch beängstigend. In der Hoffnung auf einen Ackerbau, der wieder komplett biologisch wird – den industriellen Ackerbau, den wir ironischerweise „konventionell" nennen, gibt es erst seit 100 Jahren –, kann jeder von uns für den Unterschied sorgen. Carl Folke, Professor für Ökologie an der Stockholmer Universität, geht davon aus, das die meisten Menschen ökologische Analphabeten sind. Dieses Unvermögen, die Zusammenhänge zwischen der Natur und der Entwicklung unserer Gesellschaft zu sehen, setzt das Wohlergehen der gesamten Welt aufs Spiel.

Arbeite in Deinem Garten ohne chemischen Dünger und ohne Unkrautvernichtungsmittel. Es gibt inzwischen viele ökologische Alternativen zu den Chemiekeulen. Auch der kleinste Einsatz ist wertvoll.

Sich der Natur zu nähern, indem man öfters spazieren geht, wandert und sie genießt oder in seinem Garten arbeitet, erhöht unser Verständnis von der Funktionsweise der Natur. Wissen fördert Umsichtigkeit und Rücksichtnahme. Fang damit an, jedes Wochenende einen Ausflug ins Grüne zu machen oder Kräuter zu ziehen. Der Erde nahe sein beruhigt, und hilft gegen Unruhe und Stress. Zieh die Schuhe aus und gehe barfuß. Spüre den Kontakt deiner Fußsohlen mit dem Boden unter Dir. Direkt auf dem Boden zu sitzen oder zu liegen, ist nichts Sonderbares, wir haben das hunderttausende von Jahren so gemacht. Leider machen es die meisten von uns viel zu selten, vielleicht weil es ungewohnt ist, oder weil es unbequem wirkt. Aber das ist es nicht!

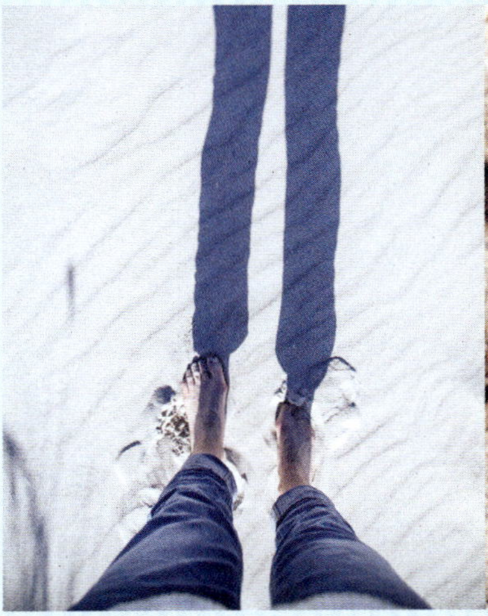
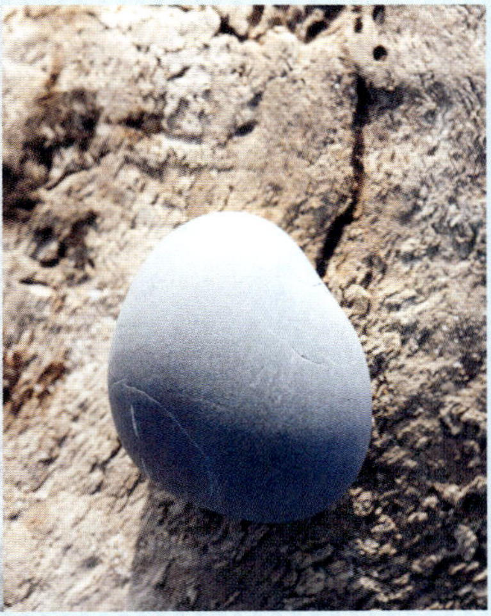

## ÜBUNG: ERDE DICH

Kontakt mit dem Boden unter uns bedeutet, der Natur näher zu sein. Du wirst ruhiger, gelassener, fühlst Dich wohl und geborgen. Hier einige Dinge, die Du tun kannst, um mit der Erde in Kontakt zu kommen. Such Dir aus, was Dir genau heute gut gefällt. Nimm ruhig eine Decke mit, damit Du nicht frierst.

*Lege Dich auf den Rücken ins Gras und beobachte die Bewegung der Wolken am Himmel. Stell Dir vor, Du würdest selbst ein wenig über dem Boden schweben.*

*Setz Dich unter einem Baum auf den Boden, lies ein Buch oder trink eine Tasse Tee.*

*Zieh die Schuhe aus und geh barfuß am Strand. Werde Dir bewusst, wie sich das anfühlt.*

*Nimm eine Hand voll Erde. Schau Dir ihre Bestandteile an. Siehst Du Insekten, Würmer oder Pilzfäden?*

*Nimm einen Stein in die Hand. Ist er glatt und rissig? Kalt oder warm? Und wie ist er wohl hierher gekommen?*

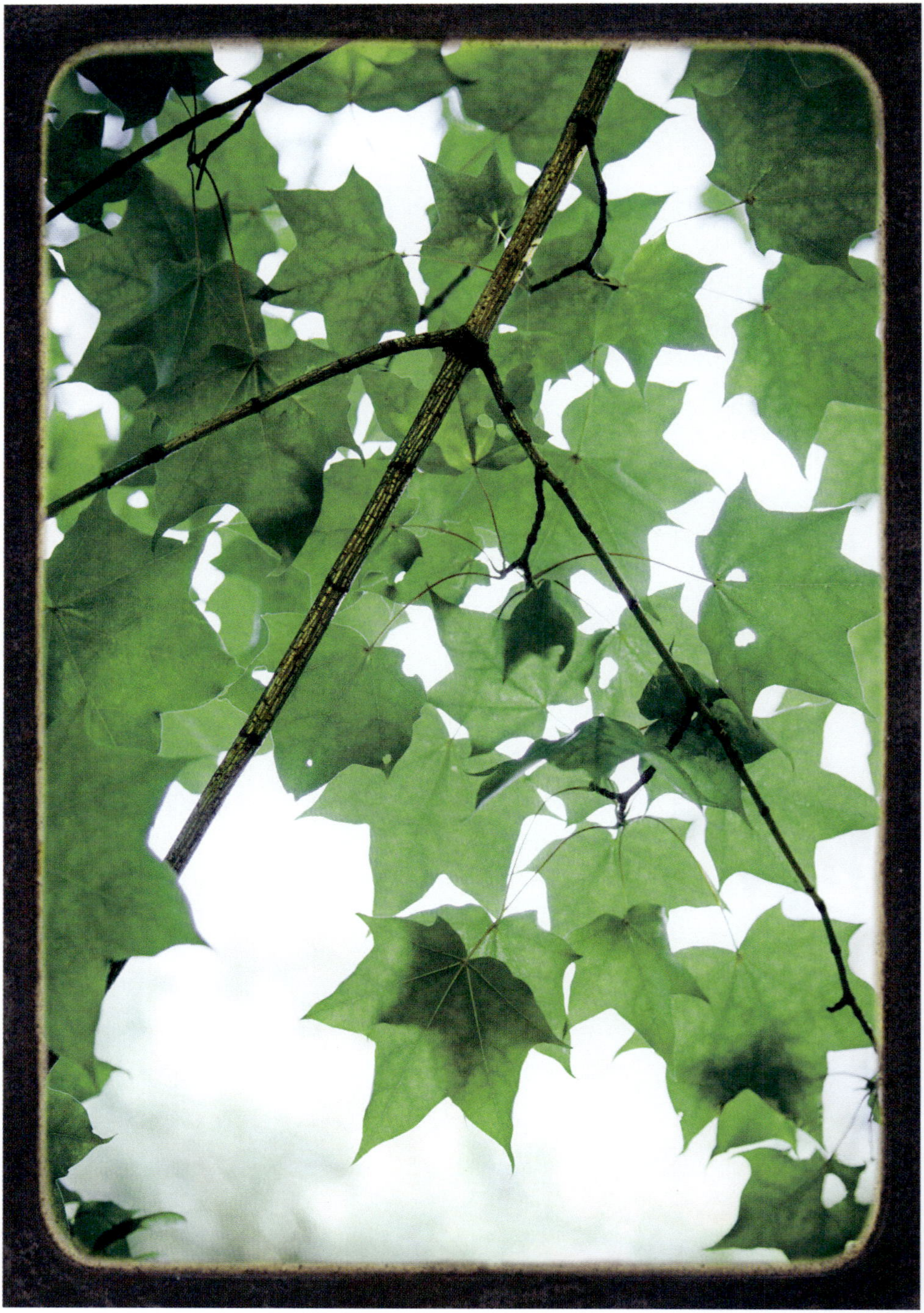

# Heilende Umgebung

Spaziergänge sind eine wirksame Behandlungsmethode bei vielen Krankheiten, z.B. bei Fettleibigkeit, Kreislaufproblemen, bipolaren Störungen oder Depressionen. Besonders der Aufenthalt in Laubwäldern senkt das Stressniveau. Für alle, die sich regelmäßig draußen oder in Parks aufhalten, ist das selbstverständlich. Wenn man unter den Füßen statt des Asphalts Kies oder einen Waldweg spürt, geschieht etwas mit Körper und Seele. Nach einer Weile gehst Du langsamer und beginnst, die Pflanzen um dich herum wahrzunehmen. Dann bemerkst Du die kleinen Insekten, atmest tief durch und die duftende Waldluft ein, statt des Lärmteppichs der Stadt hörst Du einzelne Laute von Vögeln oder Wasser, das Rascheln der Blätter oder das Säuseln des

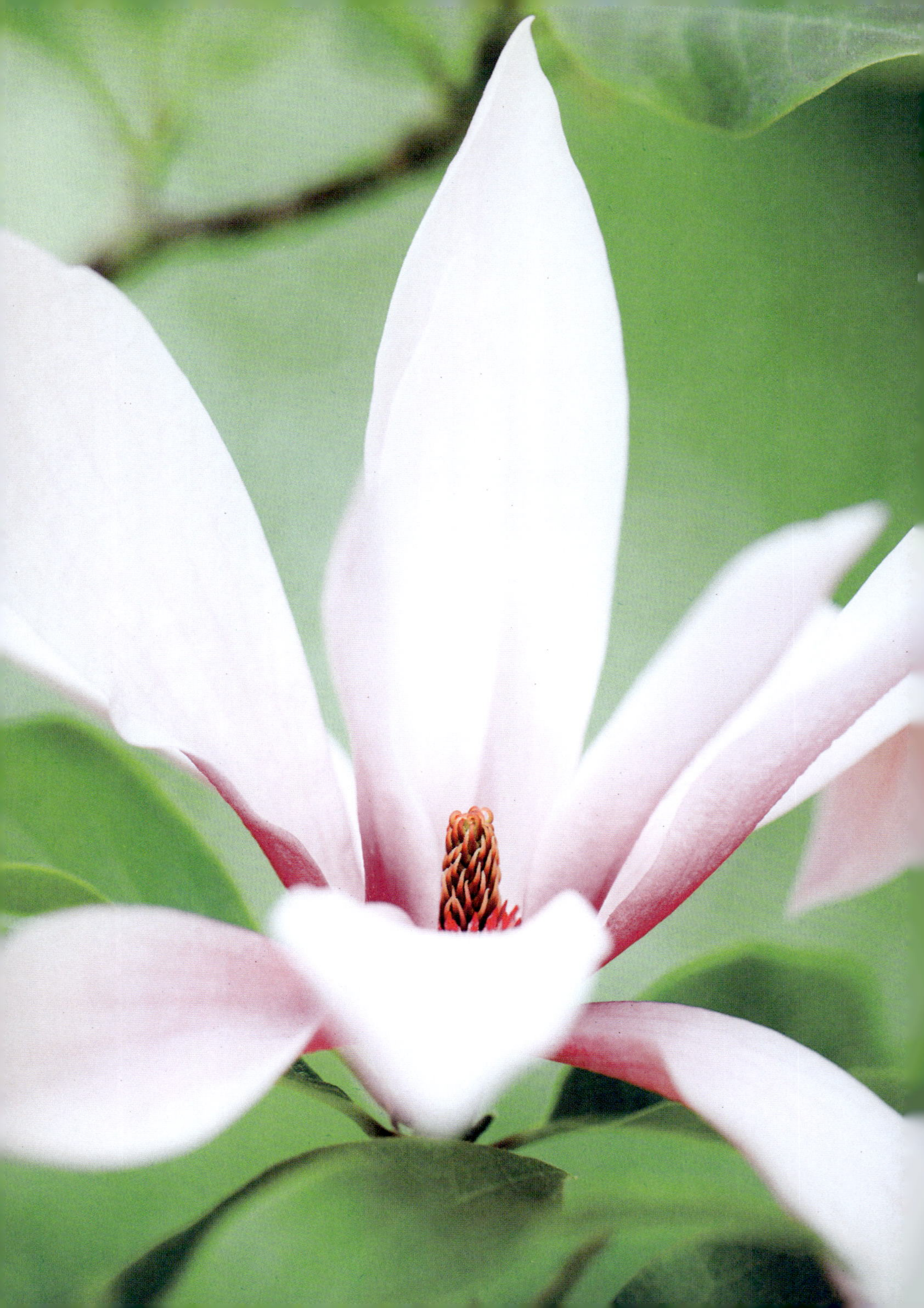

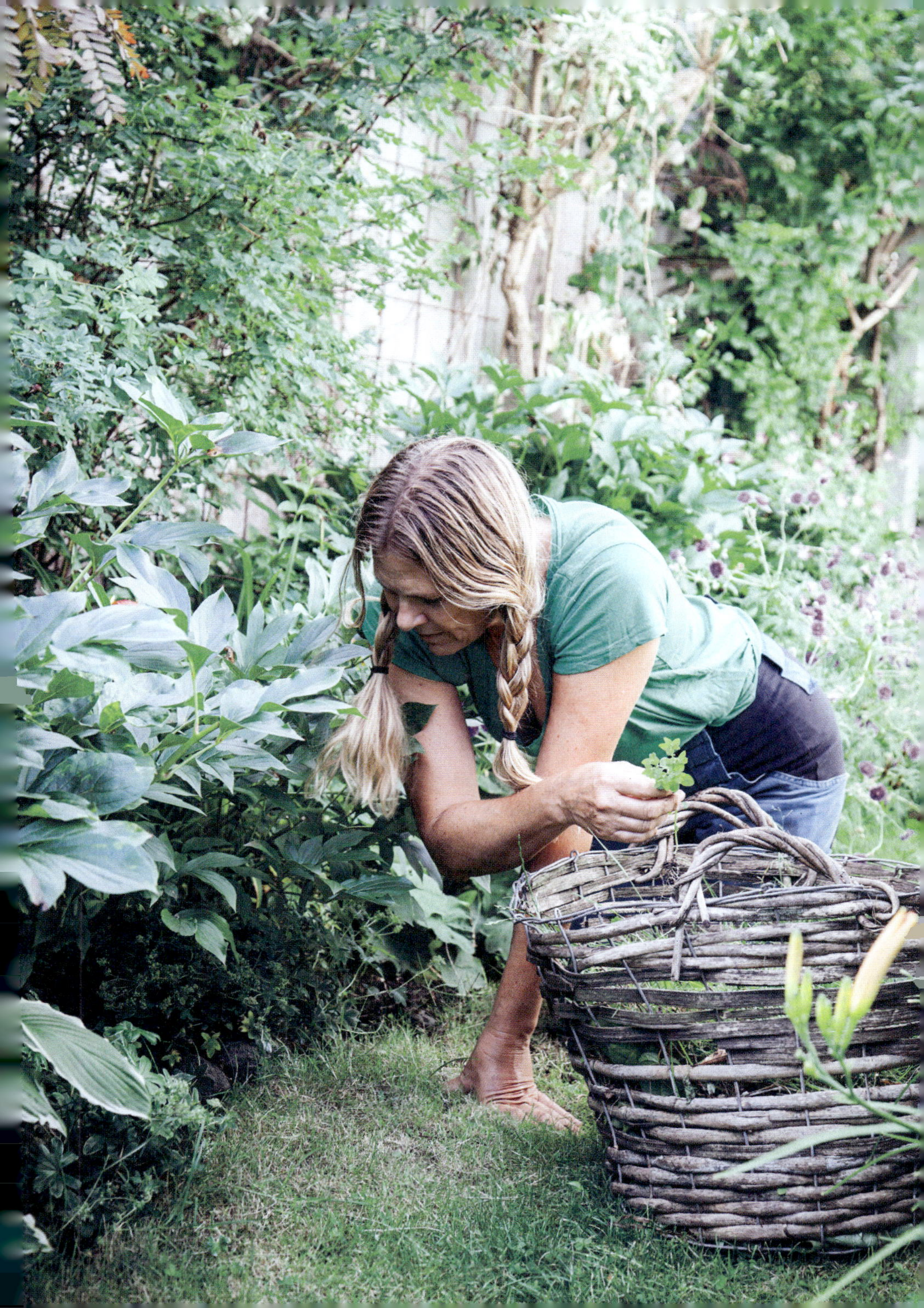

Windes. Eigentlich alles nichts besonderes, aber das Gefühl ist geradezu magisch.

An der Universität für Agrarwissenschaften SLU im südschwedischen Alnarp forscht man darüber, wie Menschen mit stressbedingten Krankheiten auf bestimmte Gartentypen reagieren. Eine Erkenntnis ist: Je kränker man ist, desto mehr Einsamkeit und Ruhe braucht man. Wer sich etwas erholt hat, sucht eher Umgebungen, die zu Aktivitäten einladen. Die Tagesform ist nicht jeden Tag gleich. An manchen Tagen sitzt man lieber allein mit seinen Gedanken unter einem Baum, an einem anderen beginnt man ein Gespräch mit der Person, die neben einem auf der Bank sitzt. Die verschiedenen „Milieus" des Gartens sind so definiert: beruhigend, natürlich, artenreich, geräumig, offen, geschützt, sozial, kulturell – von ruhigen, stillen Plätzen bis zu solchen, die zu sportlichen Aktivitäten einladen oder für Konzerte geeignet sind. Je verwundbarer man ist, etwa nach einer schweren Krankheit, nach Sorgen oder einer Lebenskrise, desto stärker verlangt man nach einer ruhigen Umgebung.

Der Mensch sehnt sich nach Schönheit – die meisten lieben geschwungene Linien und bevorzugen sanfte Farben, besonders grün und blau wie bei Pflanzen und dem Wasser. Wir haben gern etwas Schützendes im Rücken, was das Risiko, hinterrücks überrumpelt zu werden, minimiert – einen Baumstamm oder eine Hecke. Ein dunkler Platz ist nicht unbedingt negativ, er kann uns an den Beginn unseres Lebens in der Gebärmutter erinnern und sich deshalb auch sicher und geborgen anfühlen. Aber genau wie der Samen, der lange im Dunkeln wächst und dann eines Tags durchbricht ans Tageslicht, brauchen wir Menschen Licht. Deshalb fühlen sich ein weiter Blick in die Landschaft oder eine Lichtung im Wald so lebensbejahend an.

Wer in der Stadt lebt und lange Wege bis zum nächsten Wald oder Strand fahren muss, braucht große Parks oder botanische Gärten für das alltägliche Erlebnis von Grün. In einem perfekten Park gibt es sowohl waldähnliche, wilde und mit Rabatten oder Pflanzenkübeln gestaltete Teile. Manchmal gibt es Hinweisschilder, die uns etwas über die Pflanze erzählen. Auch wenn Dir egal ist, wie die verschiedenen Pflanzen und Bäume heißen, so wissen wir doch aus der Forschung, dass diese Vielfalt uns gut tut. Sich ein Blatt einmal ganz aus der Nähe anzusehen, Kräuter zu probieren oder die Rinde eines Baums zu liebkosen stimuliert alle Sinne. Und bald wird man neugierig und will wissen, wie die Pflanzen sich vermehren, wie die Natur sich im Lauf der Jahreszeiten verändert und wie die unterschiedlichen Arten zusammenspielen. Von hier ist es nur noch ein kleiner Schritt, über die existenziellen Fragen nachzudenken, über Leben und Tod, Bedeutung und Zusammenhang. Wenn Du spürst, dass Du mit der Natur und anderen Menschen zusammenhängst, fühlst Du Dich weniger einsam, fröhlicher und ausgeglichener.

## *Gestalte Deinen Garten*

Mein Garten ist ein Lieblingsplatz für mich. Hier bestimme ich, welche Pflanzen ich ziehen möchte, wo ich meine Yogamatte ausrolle und wen ich einlade, meinen Garten mit mir zu genießen. Das ist ein Privileg, ein Luxus, den nicht alle haben oder haben wollen. Für mich bedeutet mein Garten alles. Hier kann ich mich mit einer Tasse Kräutertee im Schatten ausruhen, hier kann ich mich aber auch in Schweiß graben, wenn es nötig ist und ich Lust darauf habe. Es gibt viele Beerensträucher, und deshalb immer etwas zu naschen. Natürlich muss ich mich darum kümmern, aber dass mein Garten mich braucht, ist für mich ein positives Gefühl. Etwas zu pflanzen, auszusäen oder zu schneiden, gibt mir Energie für anderes, weckt Lebenskraft und Kreativität in mir. Und weil niemand anders die Regeln setzt, wie es hier aussehen soll, darf der Löwenzahn mitten auf dem Rasen wachsen, und in einer Kräuterspirale wachsen Brennnesseln.

In Deinem Garten sieht es bestimmt anders aus als in meinem: er ist größer oder kleiner, besser gepflegt oder verwilderter, ein Küchengarten oder eine riesige Rasenfläche. Vielleicht ziehst Du Pflanzen auf dem Balkon oder hast auf der Fensterbank einige Pflanzen stehen. Ganz egal, welche Pflanzen Du hast, achte darauf, dass es Dir in Deinem Garten gut geht. Schiele nicht nach den Nachbarn. Es ist wichtig, dass Du Dich wohlfühlst, dass Dein Garten Dir gibt, was Du brauchst. Mir haben schon viele Menschen erzählt, wie ihr Garten sie tröstet, wenn sie krank sind oder einen lieben Menschen verloren haben – gerade weil der Garten jemand braucht, der Hand anlegt, gießt, jätet und schneidet. Es kann sehr tröstlich sein, wenn man sieht, wie das Leben weitergeht, obwohl man selber Kummer hat. Beobachte das Wachsen einer Pflanze, wie sie sich nach der Sonne streckt, Knospen und dann Blüten ansetzt. Je mehr anspruchsvolle Pflanzen, je mehr Pflegeaufwand – desto tröstlicher, empfinden manche. Vielleicht setzt Du auch alles daran, Gemüse zu ziehen, das macht wirklich viel Arbeit, aber man bekommt auch viel zurück – es ist eine Abwechslung zu unserem sonstigen Alltag, in dem wir vielleicht viel im Büro sitzen. Und außerdem kannst Du Beeren und Gemüse ernten. Andere ziehen es vor, ins hohe Gras zu sinken und die Obstbäume in ihrer von Bienen umschwärmter Blütenpracht zu

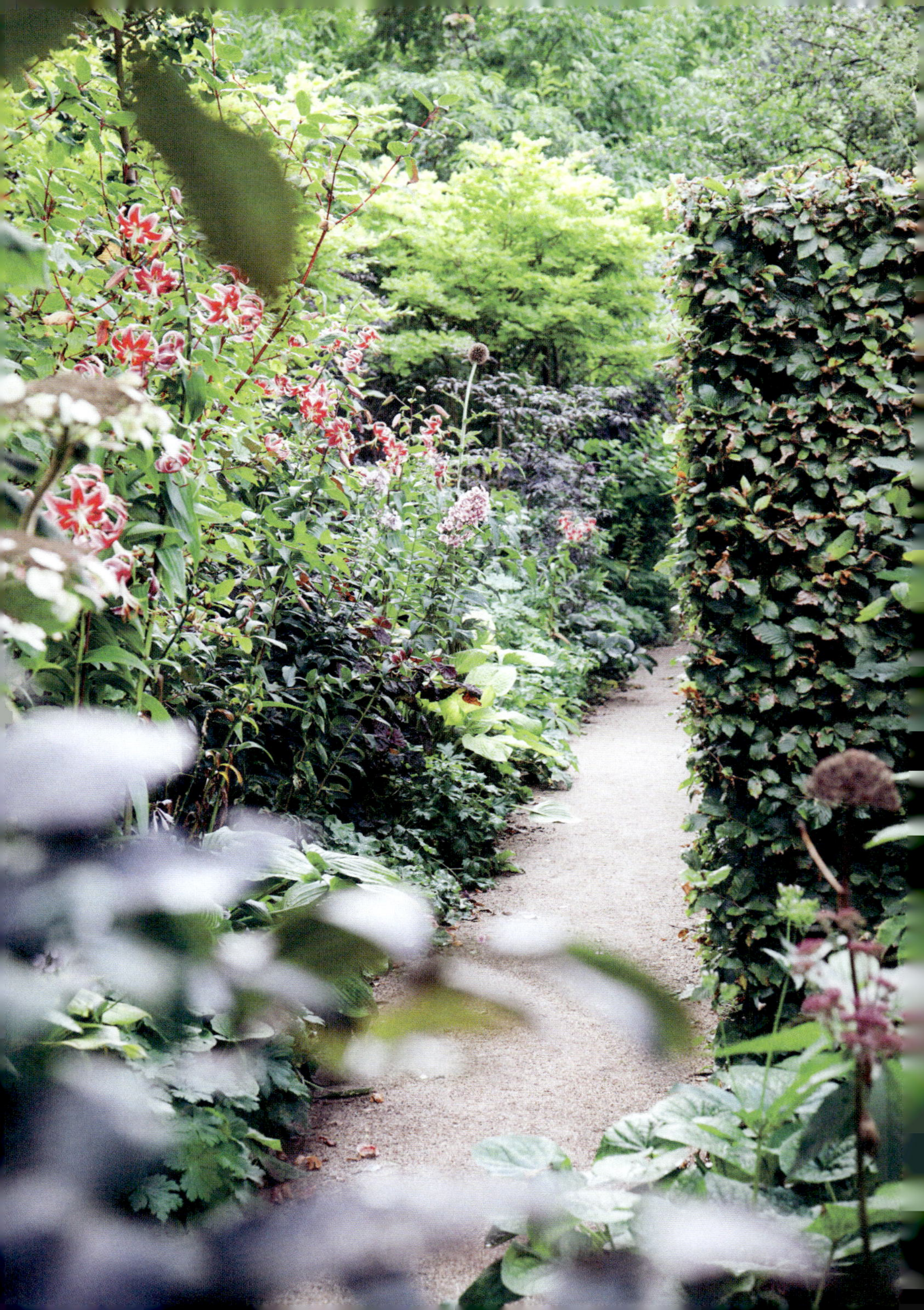

bewundern. Später wird man Pflaumen und Äpfel ernten, und alles, was man dafür tun muss, ist die Nase in die Sonne zu strecken und abzuwarten. Wie Dein Garten für Deine Erholung aussehen soll, weißt nur Du selber.

Wenn Du Dich in Deinem Garten nicht wohlfühlst, ist es an der Zeit, etwas zu verändern. Vielleicht fehlt ein Sichtschutz, vielleicht ist er zu formal oder zu überladen. Die östliche Lehre des Feng Shui kann Dich inspirieren, wie Du Deinen Garten harmonischer anlegst. Feng Shui ahmt die Natur mit geschwungenen Wegen, ganz unterschiedlicher Bepflanzung und dem Wechsel von Licht und Schatten nach. Hecken oder Zäune dienen dem Sichtschutz und erhöhen das Gefühl von Geborgenheit. Vermeide aber geschlossene Türen und zu hohe Zäune, die es der Energie erschweren, sich frei im Garten zu bewegen. Scharfe Ecken und Kanten kannst Du durch Pflanzen weicher gestalten. In einer Vogeltränke oder einem Brunnen spiegelt sich das ganze Jahr hindurch der Himmel. Ein Sitzplatz braucht immer etwas im Rücken, sodass Du Dich geborgen fühlst. Ein sich weit öffnender Garten vor sich fühlt sich gut an, so kannst Du sehen, wer kommt und hast dazu noch eine wunderbare Aussicht. Willst Du einen Liebeswinkel einrichten, passen farbenprächtige Blumen dazu. Eine Lese- oder Meditationsecke solltest Du mit pastellfarbenen Pflanzen beruhigend gestalten. Steile Treppen oder rechtwinklige Pergolen werden durch Kletterpflanzen weicher. Bambus und Ziergräser, die sich ständig im Wind bewegen, bescheren Leben, genauso wie immergrüne Pflanzen. Obstbäume symbolisieren das ewige Leben, überhaupt sind Bäume im Garten wichtig. Mülleimer und Komposthaufen sollten nicht in der Nähe des Eingangs oder der Terrasse stehen, sondern etwas versteckt, damit sie nicht stören. Versuche, Deinen Garten so zu gestalten, dass Du vom Haus aus eine schöne Aussicht hast.

Auch wenn Du der Lehre des Feng Shui nicht buchstabengetreu folgst, so ist sie doch ein guter Wegweiser für einen harmonischen und anspruchsvollen Garten. Lege den Küchengarten und andere Ecken, die viel Aktivität benötigen, am besten dort an, wo Du sie von Deinem Sitzplatz aus nicht siehst. So vermeidest Du, immer wieder mit schlechtem Gewissen aufzuspringen, weil ja immer etwas zu tun ist und Du gerade eine Pause machst. Es geht nicht darum, Gartenarbeit zu vermeiden, sehr oft ist sie die beste Methode, wirklich abzuschalten. Meistens braucht unser Gehirn die Pause nötiger als unser Körper, der vielleicht den ganzen Tag stillgesessen hat. Dann ist es besonders schön, den Rasen zu mähen, ein Beet umzugraben und jeden Muskel im Körper zu spüren. Wenn Du den ganzen Tag von Menschen umgeben bist, die Deine Aufmerksamkeit

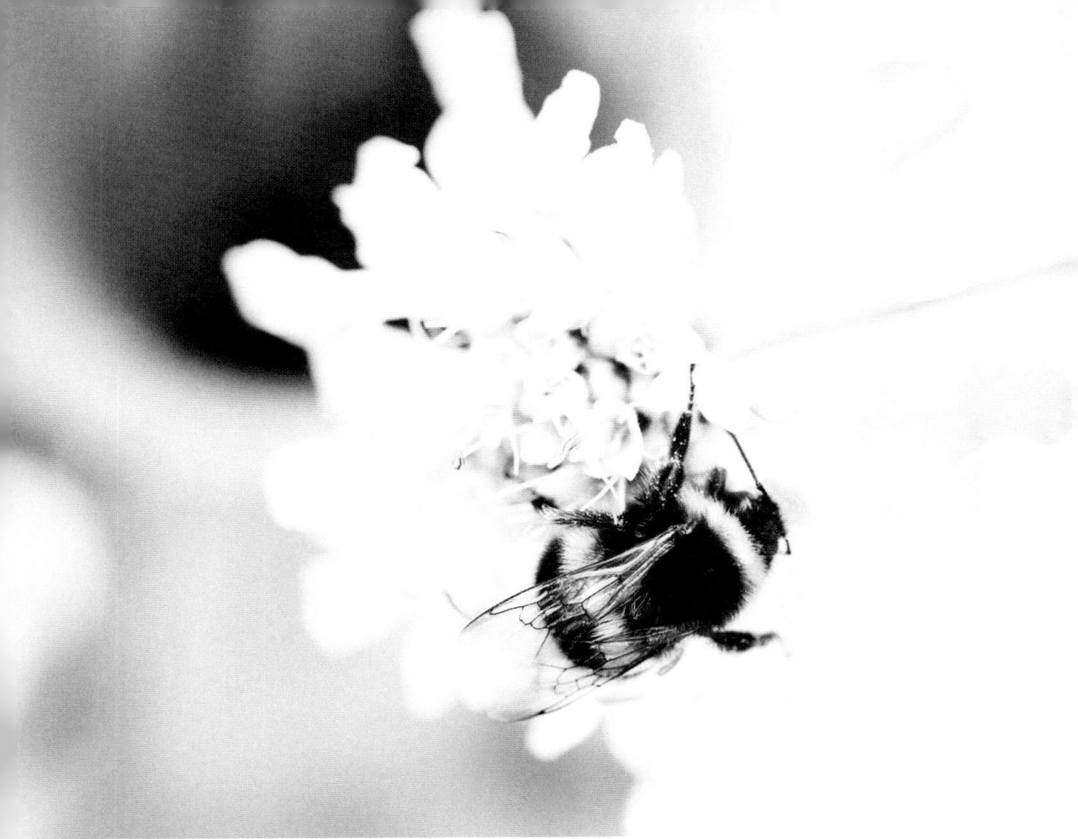

**MEIN KOPF LEHNT** an den Kacheln im Bad. Die harte Wand ist so eiskalt, wie die Nacht dunkel ist. Ich sitze eng in die Ecke geschmiegt, die Knie bis zur Brust angezogen, und lasse alle Eingeweide in einer Woge von Selbstmitleid aus mir herausfallen. Kippe Säure durch die enger werdende Kehle. Mit dem Ausatmen erzwinge ich Tränen, Speichel und Nasenschleim. Der Schweiß macht das Betttuch feucht, und die Kälte hat mich in meiner vollkommenen Wertlosigkeit fest im Griff. Nie gut genug. Mit den ersten Sonnenstrahlen trocknen die Tränen auf den Wangen, ich schlüpfe hinaus in den Garten. Auf dem Kirschbaum zwitschert eine Amsel. Das Basilikum muss gegossen werden, der Kompost ist reif, die Erdbeeren müssen geerntet werden. Ich spüre, dass ich gebraucht werde. Unter den Nägeln setzt sich Erde fest. Eine Hummel fliegt vorbei. Bald blühen die Rosen. Die Finsternis der Nacht weicht, ein Lichtstrahl erhellt die Gedanken: Ich werde einige Samen aussäen.

fordern, ist eine monotone Tätigkeit wie jäten oder Karotten ernten die reinste Erholung. Einfache, monotone Aufgaben führen dazu, dass Oxytocin ausgeschüttet wird. In der Folge sinkt der Blutdruck, es verringert Angst und erhöht unser Vermögen, uns um andere zu kümmern und uns zu erholen.

## *Fliehen ist wichtig*

Wer unter Erschöpfungszuständen leidet, für den ist die richtige Gartengestaltung besonders wichtig. Wer ausgebrannt ist, den strengt jeder Kontakt mit anderen an. Deshalb sollte der Sitzplatz so platziert sein, dass Du beinahe unsichtbar für andere bist, gleichzeitig aber den Überblick hast und sehen kannst, ob jemand zu Dir kommt. Schaffe Dir eine Möglichkeit, Dich heimlich davonzuschleichen, ohne dass andere das bemerken. Soziales Schweigen ist ein wichtiges Heilmittel, um sich zu erholen. Der Garten sollte einfach und natürlich sein, sodass Du ihn als arbeitsfrei erlebst, vielleicht mit ein paar einladenden Kräutern oder Obstbäumen. Ein gemächlicher Spaziergang, bei dem Du hier eine Blume pflückst und dort auf einer Bank sitzt und die Wolkenspiegelungen im Wasser bewunderst, ist vielleicht alles, was Du gerade ertragen kannst. Auch der Untergrund ist wichtig. Barfuß über Gras oder Rindenmulch zu gehen hilft, herunterzukommen. Sehr großzügige Aussichten sind meist nichts, was ein erschöpfter Mensch genießt. Schöne Details sind wichtiger, etwa ein Brunnen oder ein Vogelhaus. Magnolienknospen, die von Tag zu Tag mehr erblühen, der betörende Duft des Flieders oder ein Schmetterling, der über die Wiese tanzt, geben Deiner Seele Frieden. Wenn Du einen Lieblingsplatz hast, den Du jeden Tag aufsuchst, gelingt es Dir leichter, ein paar Grad zurückzudrehen. Das ist auch ein Platz, zu dem Deine Gedanken wandern, wenn Du nicht dort bist – im Winter etwa, oder wenn Du krank bist und im Bett liegst.

Dem Zweck eines beruhigenden Gartens widmet sich die Bewegung *The quiet garden movement* (www.quietgarden.org). Die Mitglieder öffnen ihre Gärten all jenen, die einen Platz zum Ausruhen oder Meditieren brauchen. Ihr Ziel ist es, viele Orte zu schaffen, deren Zweck einfach das Da-Sein ist. Vielleicht kannst Du das Tor für Gleichgesinnte öffnen?

## *Grün ist himmlisch*

Farben verändern unsere Wahrnehmung eines Ortes. Die drei Grundfarben sind rot, blau und gelb, grün ist eine Mischung

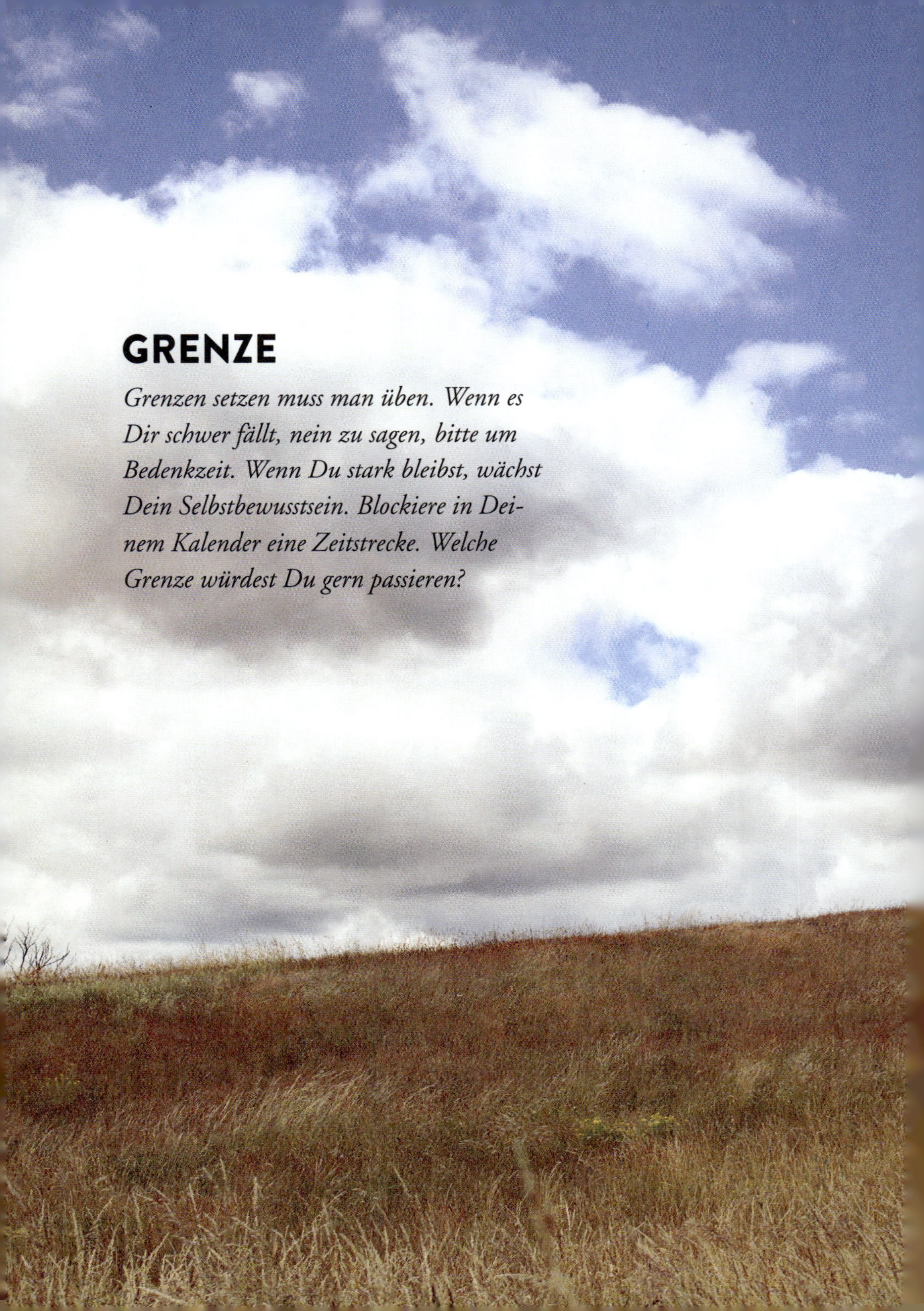

## GRENZE

*Grenzen setzen muss man üben. Wenn es Dir schwer fällt, nein zu sagen, bitte um Bedenkzeit. Wenn Du stark bleibst, wächst Dein Selbstbewusstsein. Blockiere in Deinem Kalender eine Zeitstrecke. Welche Grenze würdest Du gern passieren?*

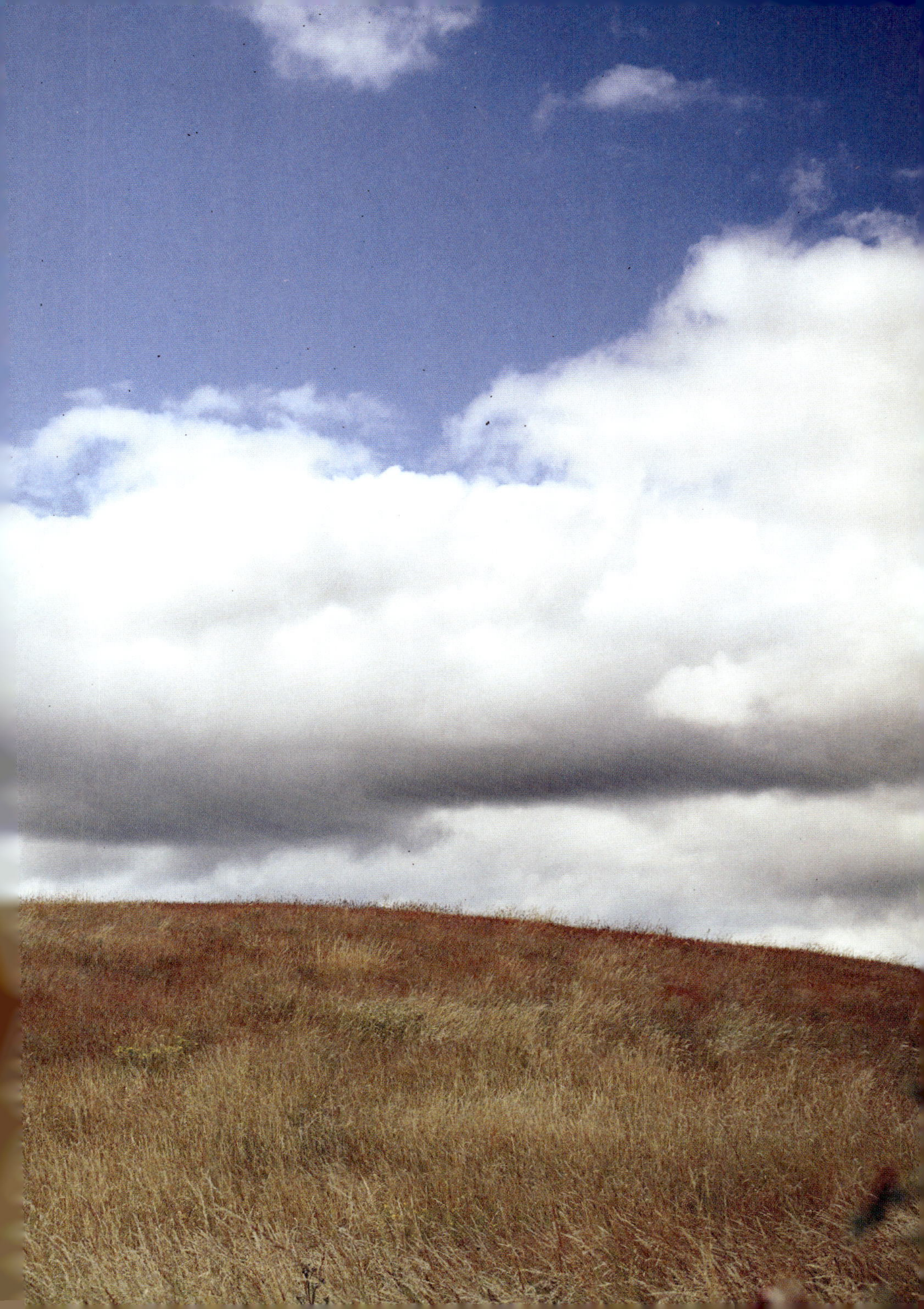

als blau und gelb. Grün nehmen wir dort auf der Netzhaut wahr, wo die meisten Sehzellen sind – deshalb sind wir für Grün sehr empfänglich und können bei dieser Farbe mehr Nuancen wahrnehmen als bei allen anderen. Barbro Hörberg hat darüber ein zärtlich-melancholisches Chanson geschrieben, „Med ögon känsliga för grönt – Mit Augen empfänglich für Grün". In Deutschland ist die Sängerin kaum bekannt, wenn Du Lust hast, schau auf Youtube nach, dort findest Du diesen Chanson und noch mehr von Barbro Hörberg.

Grün steht für Wachstum und Fruchtbarkeit, es wirkt frisch und natürlich. Grün schafft die besten Voraussetzungen für ausgeglichene Sinne und hohes Konzentrationsvermögen. In der östlichen Lehre des Yin und Yang befindet Grün sich in der Mitte und gleicht die beiden Kräfte aus.

Verglichen mit der Farbe Rot benötigen die Augen dreimal so viel Zeit, um Blau wahrzunehmen – das ist mit ein Grund dafür, warum Blau hilft, Blutdruck, Puls und Adrenalin-Niveau zu senken. Die hormonellen Aktivitäten sinken, das hat einen beruhigenden Effekt. Rot ist der genaue Gegensatz, es macht hellwach, aktiv, es erhöht den Blutdruck und das Adrenalin-Niveau und beschleunigt den Atemrhythmus. Gelb erhöht unsere Aufmerksamkeit und stimuliert uns geistig, Orange wirkt sich positiv auf den Kreislauf aus. In der indischen

Farbtherapie verwendet man Lichtbäder mit sieben verschiedenen Farben, die auf psychische Probleme einwirken sollen. Hier bedeutet Grün, dass man sich selbst besser annimmt, es uns leichter fällt, Liebe zu geben oder zu empfangen – Grün spendet Trost bei Angst und Beziehungsproblemen. Im Grünen kannst Du Dein Herz öffnen, großzügig sein und eine wohlige Natürlichkeit erleben. Grün ist die Farbe des Waldes, sie steht für Träume, Hoffnung, Liebe, Zärtlichkeit, Empfindsamkeit, Jugend, Natur und Kunst.

Die Farbtherapie erklärt einmal mehr, warum wir uns so wohl in der Natur fühlen, in der Grün und Blau die dominierenden Farben sind. Im Garten können wir beruhigende Bereiche mit sehr viel Grün schaffen, am besten auch immergrüne Pflanzen, damit Grün auch im Winter da ist. Blumen in Beeten oder Kübeln sollen weiß, blau oder pastellfarben sein, wenn sie beruhigend wirken sollen. Blumen in rot, orange oder gelb stimulieren den Körper und ermuntern zu Aktivität.

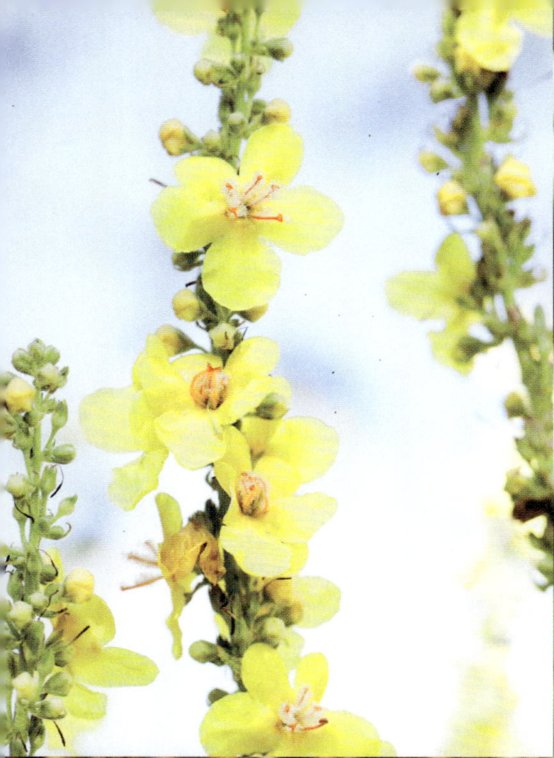
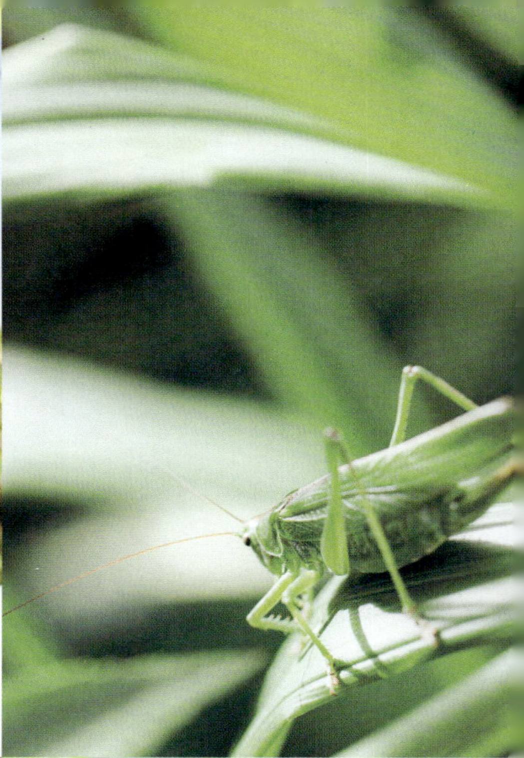
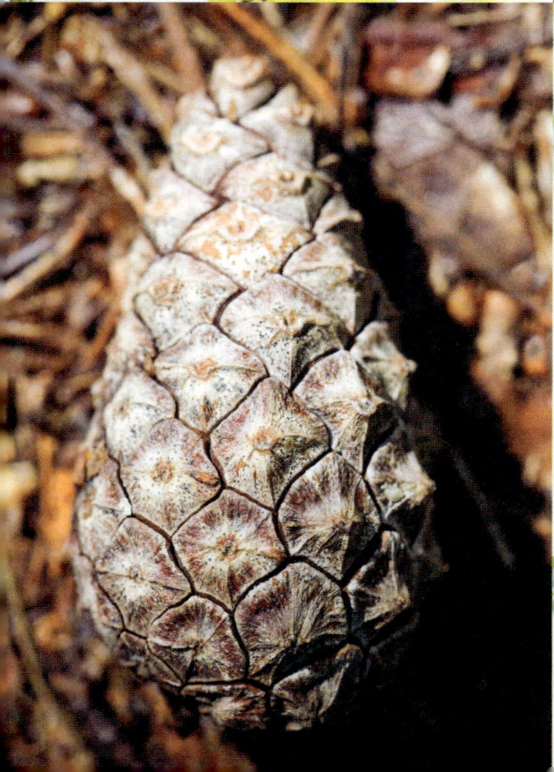
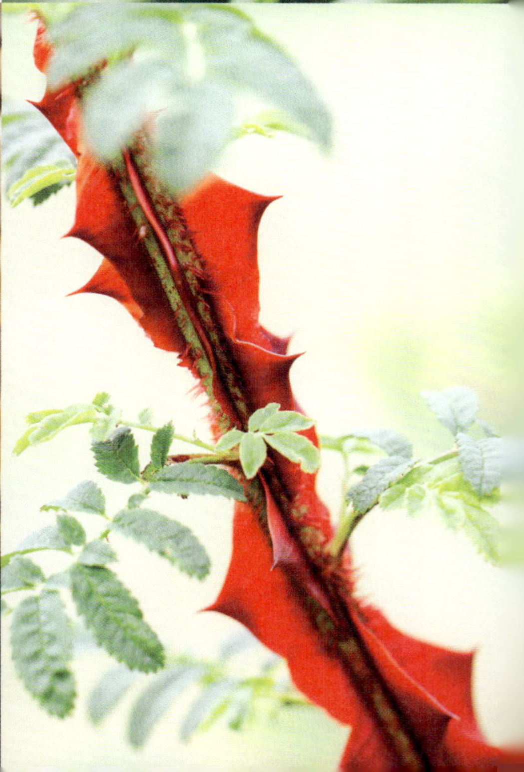

## ÜBUNG: WERDE RUHIG

Wen Zeit ein knappes Gut ist, erlauben wir uns selten, still zu sitzen und einfach nichts zu tun. Es braucht eine Weile, bis jemand, der in voller Fahrt ist, wirklich zur Ruhe kommen kann. Auch Geduld muss man manchmal üben!

*Setz Dich bequem hin, irgendwo in der Natur, in einem Park oder Deinem Garten. Wähle den Platz so aus, dass Du ungestört bist und Dich sicher fühlst.*

*Konzentriere Dich auf ein Detail in der Umgebung. Vielleicht die feine Maserung der Rinde an einem Baumstamm, einen Marienkäfer, dem Du mit den Blicken folgst, Halme, deren sachtes Schwanken zu einem Teil von Dir wird.*

*Bleib so 20 Minuten sitzen (stell Dir die Uhr, wenn Du magst).*

*Wenn Deine Gedanken abschweifen und Du an ganz andere Dinge denkst, ist das nicht schlimm. Es ist ganz normal, dass man sich mehrmals neu fokussieren muss bei so einer Übung. Akzeptiere diese Abschweifung und konzentriere Dich dann erneut.*

*Schließe die Übung ab und lobe Dich selbst für Deine Geduld, dehne den ganzen Körper.*

## Mit Pflanzen sprechen

Dass Pflanzen miteinander kommunizieren, klingt seltsam. Ein Baum hat ja kein Gehirn, keinen Mund und keine Ohren. Trotzdem ist es keineswegs so, dass Bäume stocksteif nebeneinander im Wald stehen. Sie bilden eine Gemeinschaft, in der sie miteinander kommunizieren. Peter Wohlleben beschreibt in seinem Buch „Das geheime Leben der Bäume“, wie Bäume über unterirdische Pilzfäden, *Mykhorrhiza*, die in Symbiose mit den Bäumen leben, einander erzählen können, ob sie von Schädlingen befallen sind. Dies geschieht durch elektrische Impulse oder chemische Signale. Durch dieses unterirdische Netz – das sogenannte *wood wide web* – kann ein Baum einen geschädigten Nachbarbaum „füttern“, indem er durch die Wurzeln Energie in Form von Zuckerlösung schickt. Ältere Bäume „stillen“ ihre Nachkommen auf die gleich Weise.

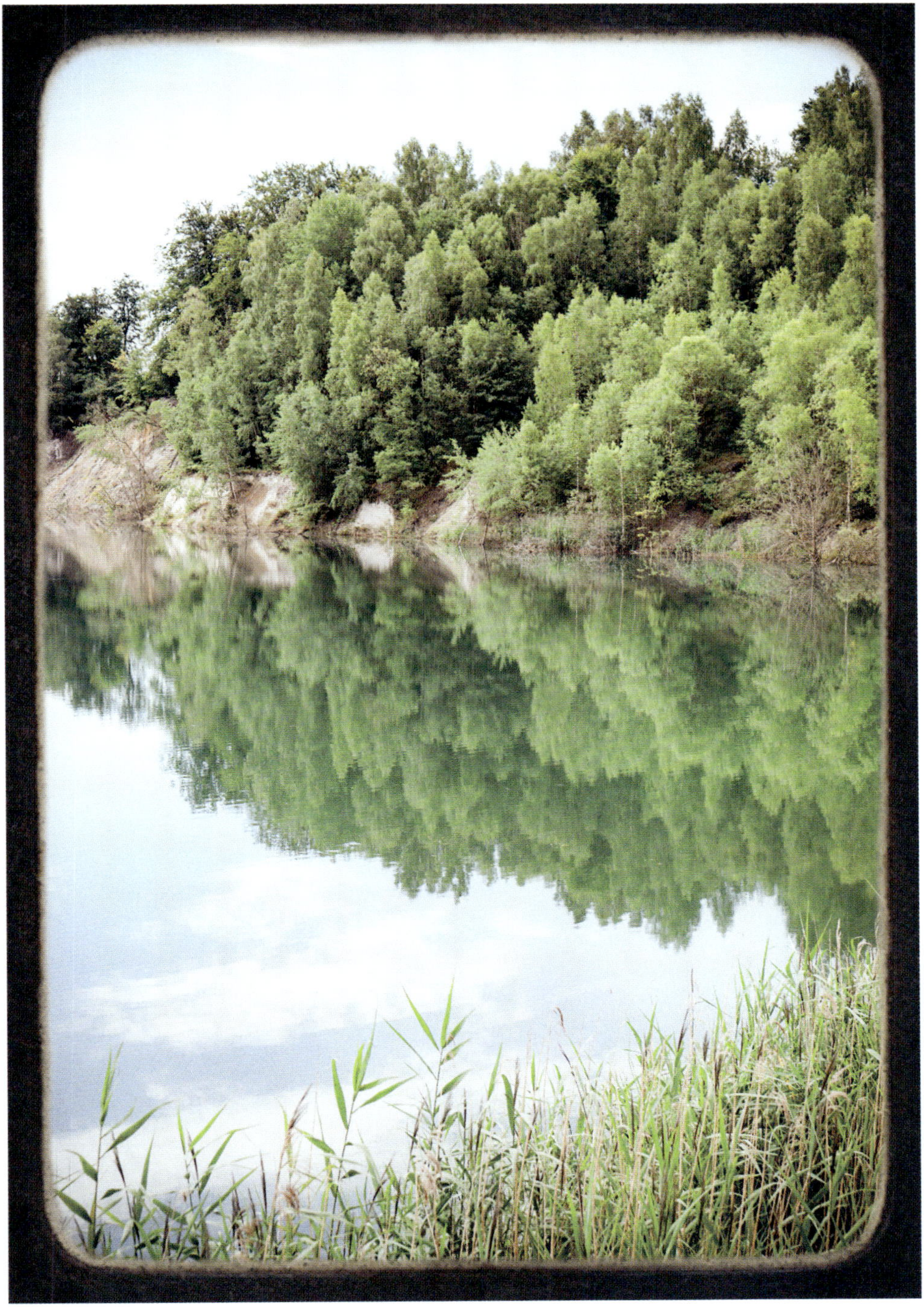

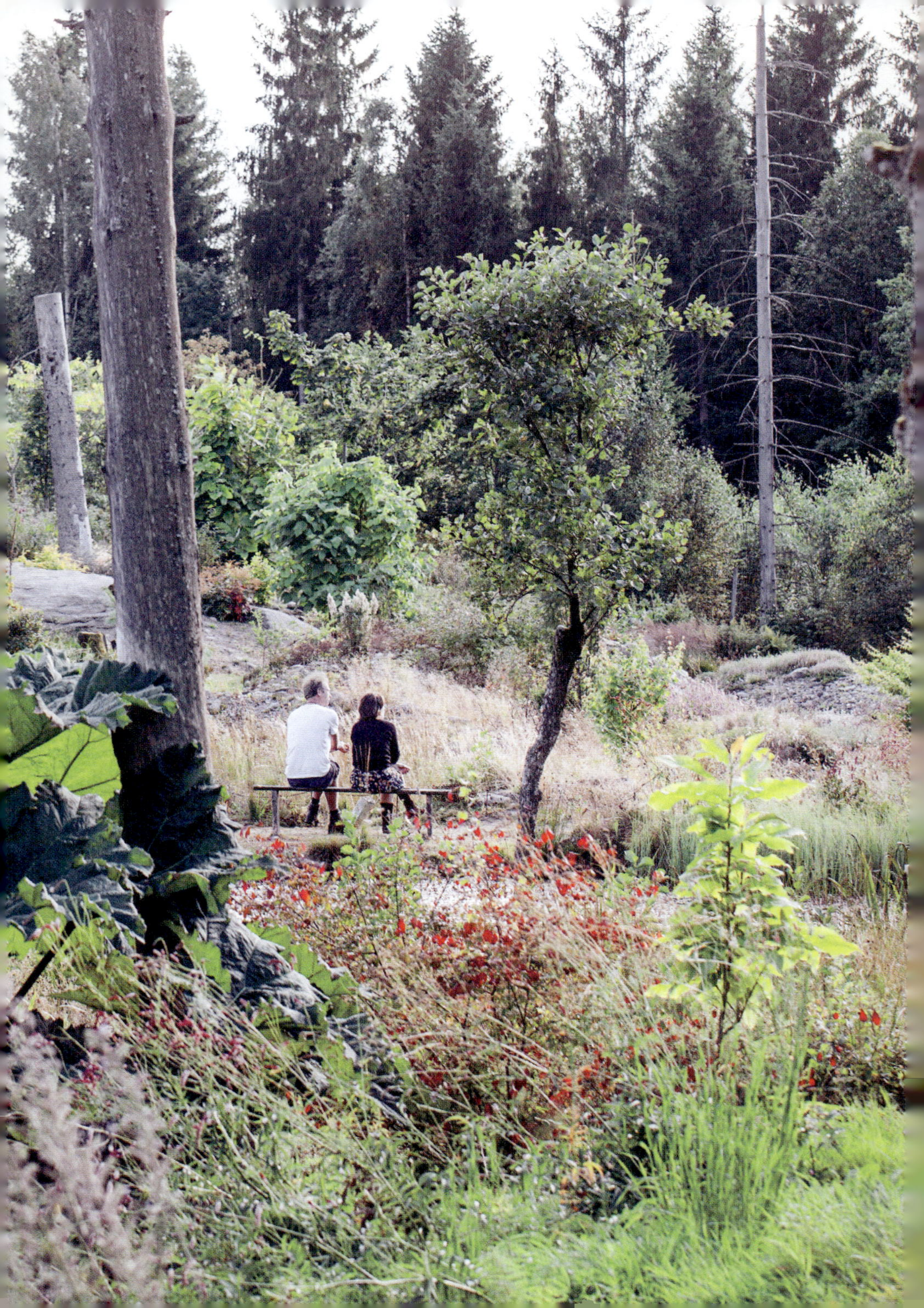

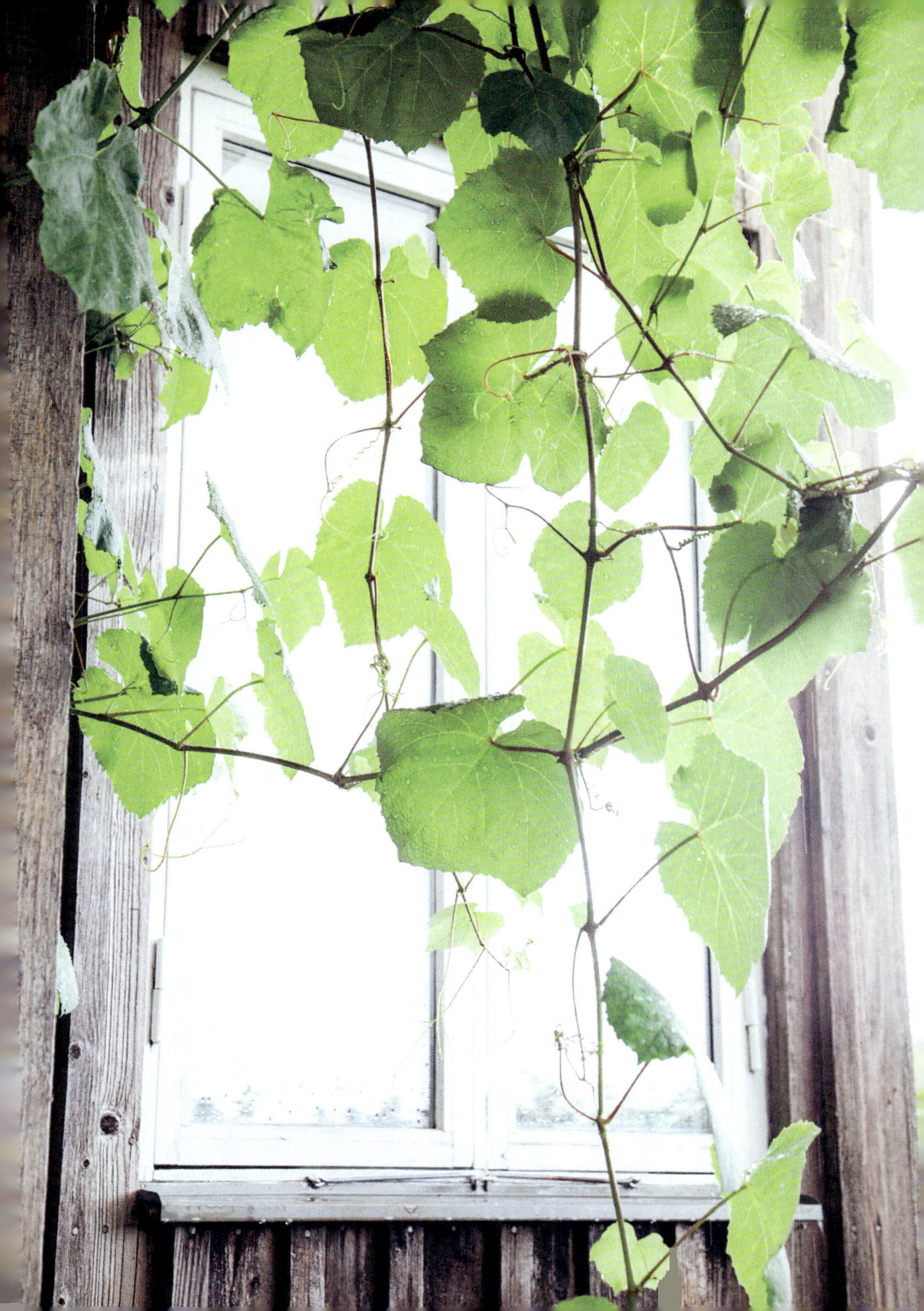

Je näher verwandt sie sind, desto mehr kommunizieren sie. Ein Nadelbaum kann im Winter Laubbäume im Winterschlaf mit einer Zuckerlösung unterstützen, was diese dann im Sommer „zurückzahlen“.

Ein Baum, der von einem Schädling befallen wird, kann seine Umgebung warnen, indem er Duftstoffe aussendet. So wissen andere Bäume in der Umgebung, dass sie aufpassen müssen. Die benachbarten Bäume antworten auf die Warnung, indem sie ein Gift produzieren, das die Blätter für hungrige Insekten ungenießbar macht. Man sagt, dass Büffel Gras nur gegen den Wind stehend fressen, sodass das Gras vor ihnen keine Warndüfte des abgefressenen Grases erhält und so bitter und ungenießbar wird. Manche Pflanzen, die von Parasiten befallen werden, können Duftstoffe aussenden, die Raubinsekten anziehen. Diese fressen die Schädlinge und retten die Pflanze davor, aufgefressen zu werden.

Pflanzen können auch hören, richtiger, sie nehmen Vibrationen wahr. Ein Baum erkennt Deinen Schritt, wenn Du Dich ihm näherst, und weiß, aus welcher Richtung Du kommst. Manche Pflanzen lassen ihre Pollen erst dann frei, wenn eine Biene so nah ist, dass sie ihre Vibration spüren können. Würden sie den Pollen einfach so freisetzen, wäre das eine Verschwendung. Sie tun es erst, wenn das richtige Insekt vorbeifliegt, das den Pollen mitnimmt und so für Befruchtung sorgt. In Australien hat man ein Experiment gemacht, in dem man wissen wollte, ob Chili-Pflanzen die Lautfrequenzen von Fenchel wahrnehmen können. Sie sorgten dafür, dass der Chili den Geruch des Fenchels nicht wahrnehmen konnte (es ging ja ums Hören). Sie fanden heraus, dass die Chili-Pflanzen weiter wuchsen, wenn sie die Vibrationen des Fenchels in der Nähe spürten. Der Grund dafür, so die Forscher, sei, dass der Chili die Frequenzen des Fenchels hören könne. Chili-Pflanzen haben Angst davor, vom Fenchel ausgespielt zu werden, weil der eine Substanz absondert, die das Wachstum anderer Pflanzen verringert. Der Chili erhöht also einfach sein Wachstum und wächst extra schnell.

Pflanzen können, im Gegensatz zu Mensch und Tier, nicht flüchten. Sie können vor Gefahren nicht weglaufen, sich nicht auf die Suche nach einem Partner begeben oder dorthin gehen, wo Nahrung ist. Sie müssen ganz andere Sinne entwickeln, um zu überleben und sich fortzupflanzen. Sie haben 15 bis 20 unterschiedliche Sinne entwickelt – der Mensch hat nur 5. So spürt der Baum, wenn sich jemand nähert und wenn Gefahr droht. Pflanzen haben keine Augen, aber sie wissen, wo sie sich befinden und kennen ihre Umgebung in- und auswendig. Wer schon einmal Kletterbohnen gepflanzt hat, wird festgestellt haben, dass diese ihre Stiele horizontal ausrichten, um nach etwas zu suchen, an dem sie hochranken können, und dann erst wachsen sie in die Höhe. Versuche mit Quendelseide zeigen, dass die Stiele nicht einfach zufällig wachsen, die Pflanze erkennt, wo ein guter Ort ist, um zu wachsen. Wie genau Pflanzen spüren, wo sie wachsen können, weiß man nicht. Man vermutet, dass sie einen Orientierungssinn haben, der dem Echolot der Fledermäuse gleicht. Die meisten Pflanzen richten sich an der Sonne aus. Beobachte einmal, wie die Pelargonien auf der Fensterbank ihre Blätter ins Licht drehen. Pflanzen „sehen“ also, wohin sie ihre Stiele oder Blätter für optimales Gedeihen drehen sollen.

Im Gegensatz zu Säugetieren können Pflanzen ihre Organe ersetzen. Verliert ein Mensch seinen Arm, bleibt er einarmig. Schneide einen Ast an einem Busch ab, es wird ein neuer wachsen. Von dem abgeschnittenen Teil kannst Du eine komplett neue Pflanze mit Wurzeln, Blättern, Zweigen, Blumen etc. ziehen. Dieses Vermögen, verlorene „Körperteile“ zu ersetzen, ist sehr nützlich, wenn sich hungrige Tiere über eine Pflanze her machen.

Und als ob das nicht schon genug wäre – Bäume können auch „sprechen“, oder zumindest Laute erzeugen. In den Leitbahnen der Bäume, in denen Feuchtigkeit von den Wurzeln durch den Stamm transportiert wird, bilden sich Luftblasen. Manchmal zerplatzt eine Blase, und ein Laut entsteht. Ein Baum, der unter großer Trockenheit leidet, erzeugt extra viele Laute, manche Forscher vergleichen das mit einem Hilferuf. Die Töne sind aber so hoch, dass das menschliche Ohr sie nicht hören kann. Manchen Arten fällt es schwer, sich nach Trockenheit zu regenerieren, anderen fällt es leicht. In den USA behauptet ein Botaniker, eine Technik entwickelt zu haben, mit der man einem ganzen Wald zuhören und so vorhersagen könne, welche Baumart mit dem Klimawandel am besten zurecht kommt.

Schon im 18. Jahrhundert verglich Charles Darwin die Wurzelspitzen von Pflanzen mit dem Hirn niedriger Lebewesen. An der Universität Bonn vergleichen Forscher die Wahrnehmungsfähigkeiten der Baumwurzelspitzen mit einem Gehirn, das entscheiden kann, ob es die Wachsrichtung verändert, und das schon, bevor es auf steinigem Untergrund oder einer giftigen Stelle steht. Als die Forscher Mimosen einer regelmäßig wiederkehrenden Berührung aussetzten, hörte diese irgendwann auf, dadurch die Blätter zu verlieren. Sie hatten gelernt, dass die Berührung ungefährlich war und kümmerten sich nicht länger darum. Besonders bemerkenswert ist, dass die Mimosen auch nach einer Pause von 28 Tagen so reagierten – sie erinnerten

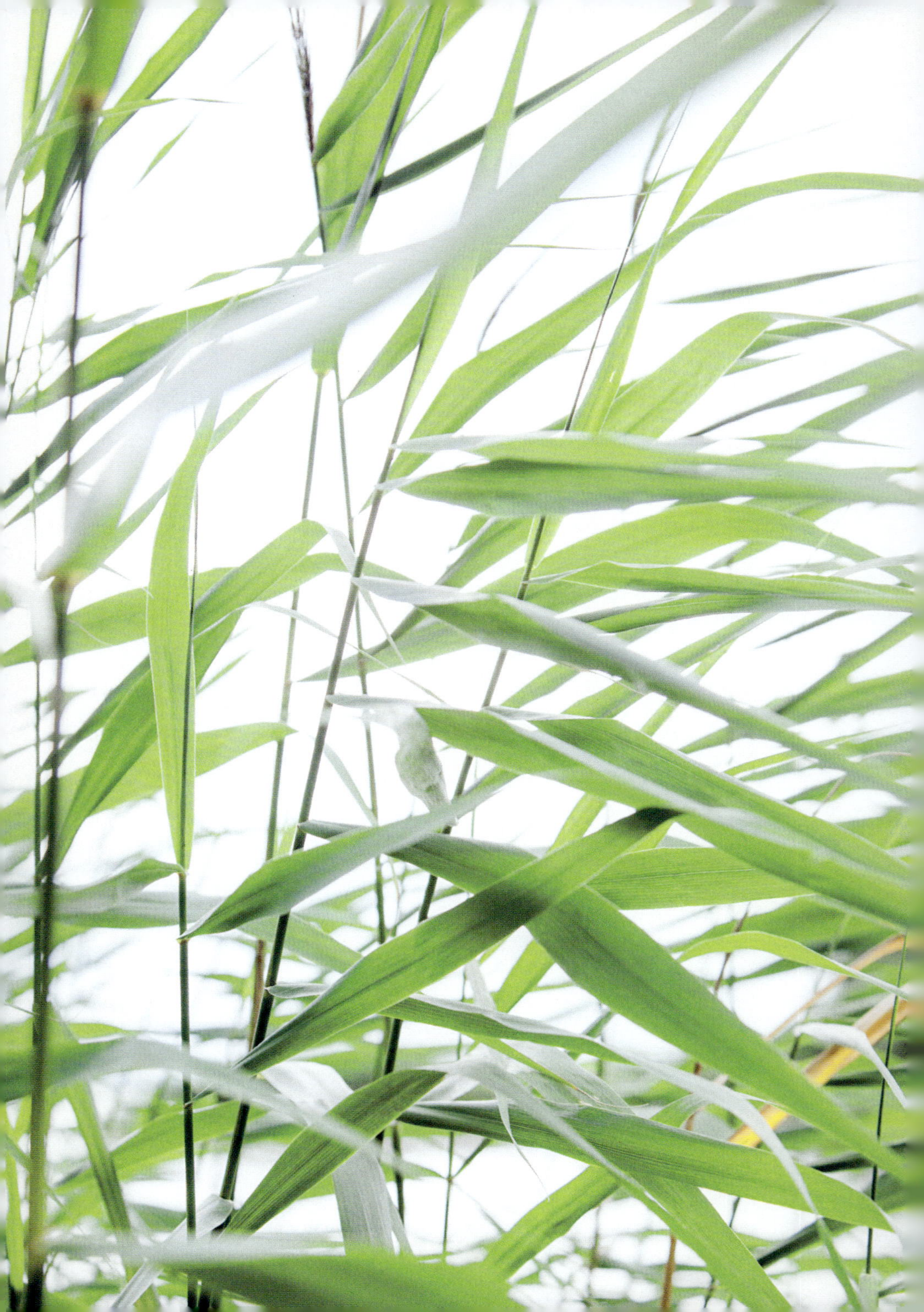

sich also daran, dass die Berührung ungefährlich war. Das kann man mit ähnlichen Experimenten an Insekten vergleichen, nur dass deren Erinnerungsvermögen sehr viel kürzer ist, nur wenige Tage. Wer also glaubt, das Fehlen von Gehirn, Mund und Augen verhindere Kommunikation, auf den kann das ziemlich verdreht wirken. Und natürlich kommen Fragen auf. Einige meinen, man überschätze die Fähigkeiten der Pflanzen oder vermenschliche sie, indem man von „hören", „sehen" etc. spricht. Die Biologen und Forscher, die sich am intensivsten damit auseinandersetzen, antworten, dass es nun einmal mehr Ähnlichkeiten als Unterschiede gäbe. Wenn man sich genauer anschaut, wie Pflanzen miteinander kommunizieren, ist das nicht so anders als bei Menschen. Bäume senden Duftstoffe (Phytoncide) aus, Menschen kommunizieren ebenfalls über den Duft (Pheromone). Die bewirken, dass wir uns in eine Person verlieben – wir sagen ja auch, wir können jemanden (nicht) riechen. Bäume kommunizieren über ihre Wurzelspitzen und Vibrationen in der Luft. Menschen hören, auch wenn sie die Laute nicht wirklich hören, sondern nur die Schwingungen wahrnehmen (z.B. bei lauten Bässen von weither). Was wir Stimme nennen, ist eigentlich das Schwingen unserer Stimmbänder, also Vibrationen, die das Ohr in hörbare Laute umwandelt. Genau wie der Mensch schlafen nachts auch Bäume, jetzt hat die Photosynthese Pause und der

Baum erholt sich. Pflanzen, die den ganzen Tag im Licht stehen und deshalb nie ausruhen können, gehen eventuell vor lauter Stress ein. Nur wenige Arten haben sich an Lebensbedingungen wie am Nord- oder Südpol eingestellt, wo es die meiste Zeit des Jahres sehr dunkel ist. Pflanzen übermitteln Informationen über ihren Standort an die nächste Generation, so wie sich auch die Lebensverhältnisse von Eltern in der DNA ihrer Kinder widerspiegeln.

Wenn es um das „Nachdenken" in den Wurzelspitzen oder unserem Gehirn geht, handelt es sich in beiden Fällen um einen Transfer chemischer Substanzen, auch wenn man bei Pflanzen eher von einem Netzwerk als einem Gehirn sprechen sollte. Wir wissen nicht genau, wie und wo das Gedächtnis im menschlichen Gehirn liegt. Vielleicht kann mehr Know-how rund um die Gedächtnisleistung von Pflanzen uns auch mehr über uns selber sagen. Die Voraussetzung dafür ist Offenheit, wir sollten akzeptieren, dass Pflanzen eine Form intelligenten Lebens sind und ihnen mit Respekt begegnen. Vielleicht haben wir in der völlig falschen Ecke gesucht, als wir intelligentes Leben auf anderen Planeten vermutet haben. Vielleicht sollten wir damit beginnen, die fremden Lebewesen zu verstehen, die mitten unter uns leben und in der Lage dazu sind, aus dem Sonnenlicht Nahrung zu ziehen. Auf jeden Fall wollen sie uns nichts Böses.

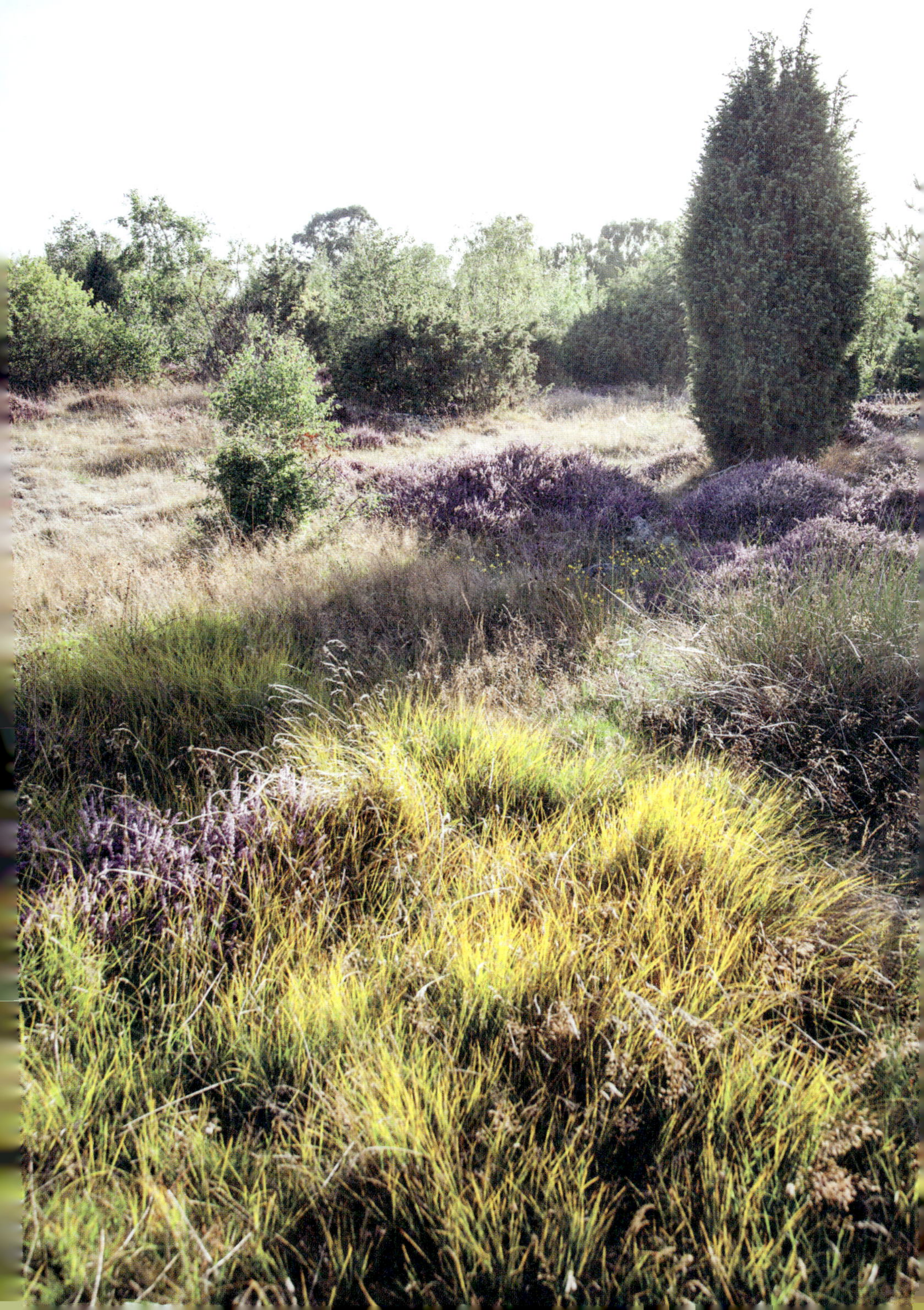

**HABE EIN PAAR STIEFMÜTTERCHEN** neben den Marmorstein gepflanzt. Die Buchstaben leuchten golden in der Sonne, aber Du bist nicht da. Ich habe noch viele Fragen, und Du hattest immer etwas zu sagen, auch wenn es unbequem war. Ich möchte Dich spüren, mich über Dich ärgern, mich mit Dir versöhnen oder nur da sitzen und mit Dir plaudern.

Aber Steine antworten nicht. Der Verlust wächst, doch der Grabstein schweigt. So nehme ich das schwarze Loch in meiner Brust mit in die Bäume, den Berg hinauf, und lasse die Gedanken wirbeln wie das Herbstlaub. Ich spüre, wie sie zu dir in den Himmel steigen.

Ich nehme den Gesprächsfaden wieder auf, als hätte der Herzschlag nie aufgehört. Ein lauer Wind liebkost meine Wangen und löst den Knoten im Magen. So klingst Du jetzt. Eine wortlose Stimme, voller Liebe und Trost, ein Frühlingswind, der nach Bärlauch und klugen Antworten duftet.

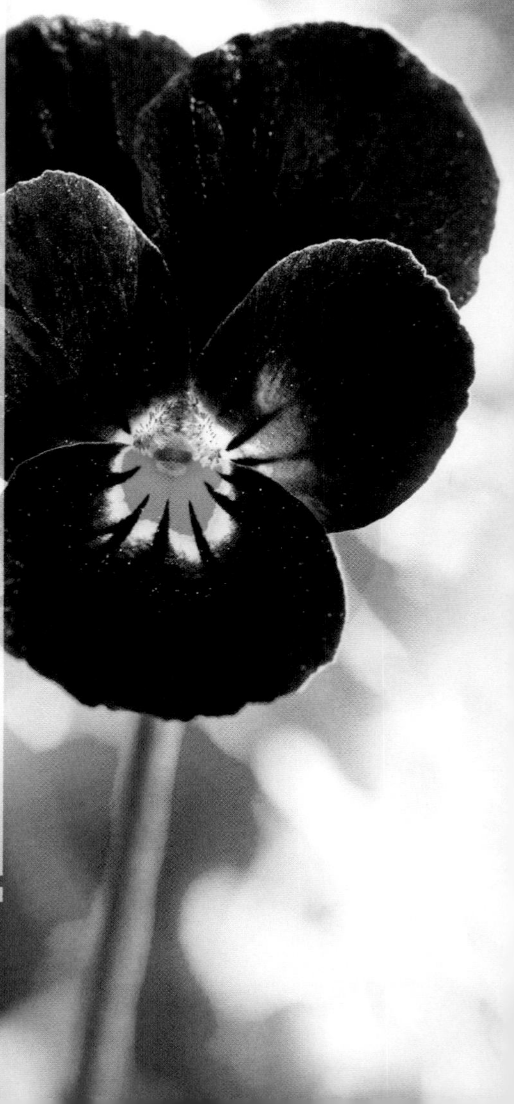

## *Die Natur als Ganzes*

Naturvölker haben zu allen Zeiten mit der Natur gesprochen. Nicht nur mit Bäumen und Pflanzen, auch mit Bergen, Steinen und Tieren. Dieses Wissen war hochgeachtet und wichtig in der Gemeinschaft. Indianische Schamanen, samische Heiler, afrikanische Stammesälteste und Medizinmänner in ganz unterschiedlichen Kulturen beherrschten diese Kunst.

In den meisten Religionen gibt es Schöpfungsberichte, die im Zusammenhang mit der Natur stehen. In den nordischen Mythen wurden die ersten Menschen aus einem Baum erschaffen und erhielt die Namen Ask und Embla. Die heilige Weltesche Yggdrasil breitet ihre Äste über die ganze Welt. Auch die Hindu haben einen heiligen Baum, genannt Bodhi. Die alten Ägypter verehrten den Bergahorn, der in der Wüste gedeiht. In Indien steht der Feigenbaum für ewiges Leben, die alten Griechen erkoren Dryaden – Nymphen mit Blumenkränzen im Haar – zu den Schutzgeistern des Waldes. Japaner hüten sich, Bäume zu schädigen, weil Kodama darin leben. Diese Geister schützen die Bäume und bringen Unglück über jeden, der einen Baum fällt. Die Götter der Samen wohnten an heiligen Plätzen, oft stand dort ein größerer Stein oder sie befanden sich auf einem Berg. Im japanischen Shinto-Glauben wohnen die Kami, das sind Götter, in den Bergen, z.B. auch im heiligen Berg Fuji. Für die australischen Aborigines sind manche Orte heilig. All diese uralten Überlieferungen und Erzählungen sind bis heute bei der Religionsausübung mehr oder weniger lebendig. Ist es nicht faszinierend, wie viele Berührungspunkte es gibt? Zumindest was die Erkenntnis angeht, dass der Mensch nicht außerhalb der Natur steht und auf sie herabsieht, sondern ein Teil von ihr ist und deshalb nach denselben Gesetzen lebt wie Berge, Seen, Pflanzen und Tiere.

Man glaubte, dass der Wind wichtige Botschaften mit sich führte. Christentum, Judentum und Islam haben sehr ähnliche Schöpfungsmythen. Gott schuf Himmel und Erde und blies allem seinen göttlichen Atem ein, sodass Licht wurde. Die südamerikanischen Ureinwohner glaubten, auf der Erde zu sein, um die Natur zu bewahren. Sie sprachen mit dem Wasser und den Bergen, sie hörten Gottes Stimme im Wind. Die Samen sagen, hinter jedem Gedanken stecke ein Windstoß, die Energie oder Kraft, welche die Erde in Bewegung hält – und hinter den Bewegungen der Sterne wirkt dieselbe Kraft wie hinter unseren Handlungen. In der altnordischen Völuspa heißt diese Kraft Urdquelle (sie liegt zu Füßen von Yggdrasil und die Norne Urd lebte dort). Die Navajo sprechen vom heiligen Wind oder Odem, der einen durchströme und alle Phänomene in der lebenden Welt miteinander verbinde. In China und Japan spricht man vom Chi, ein Wort, das ursprünglich Atemzug oder Lebenskraft bedeutete –wir kennen es heute aus dem Qigong, der Akupunktur und dem Feng Shui.

## *Die Natur verliert ihre Seele*

Bis ungefähr ins 14. Jahrhundert glaubte man auch in unserer sogenannten zivilisierten Welt, dass die Natur beseelt war. In den Bäumen hausten Geister, die man hören konnte, wenn man das Ohr an den Stamm legte. Pflanzen hatten Gefühle, konnten sprechen, deshalb stellte man sich gut mit Bäumen. Wir wissen, dass in der Steinzeit Bäumen Opfergaben dargebracht oder bestimmte Rituale zu ihren Füßen ausgeübt wurden. Manchmal wurde eine Silbermünze zwischen die Äste gesteckt, ein Tieropfer aufgehängt oder schöner Schmuck vor den Baum gelegt. Heilig waren besonders die großen, alten Bäume. Höhlenmalereien in Bohuslan zeigen, dass in der Bronzezeit Bäume angebetet wurden. In noch viel späterer Zeit ging man zu einem bestimmten Baum, um von Gott um Glück oder Heilung zu erbitten.

Mit der italienischen Renaissance und der Revolution der Naturwissenschaften im 14. und 15. Jahrhundert veränderte sich das. Die Städte vergrößerten sich, die technischen Erfindungen brachten große Veränderungen mit sich – die Bedeutung und der Wert der Natur sank.

Nur die großen alten Bäume waren eine Ausnahme, sie wurden weiter verehrt. Die tausendjährige Rumskulla-Eiche in Småland, der Heimat Astrid Lindgrens, ist ein gutes Beispiel dafür – sie ist der älteste Baum Schwedens und eine der größten Eichen Europas. Und im hessischen Schenklenksfeld steht die mit 1200 Jahren älteste Dorflinde Deutschlands.

In ganz besonderer Weise nutzt der schwedische Zivilschutzverband Bäume. In Kursen lernen Vorschulkinder, wie sie sich in der Natur verhalten sollen. Wenn sie sich verirren, sollen sie sich an einen Baum stellen und dort auf die Eltern oder Erzieher warten. Der Baum ist Symbol von Geborgenheit, die Kinder können ihn umarmen und werden ermuntert, mit ihm zu sprechen wie mit einem Freund. Dahinter steckt der Gedanke, dass sie sich so stark verbunden fühlen mit dem Baum, dass sie ihn nicht verlassen und weniger Angst haben, bis sie gefunden werden.

Die Menschheit hat sich in nur wenigen hundert Jahren von der Natur entfremdet. Wir haben Städte gebaut, in denen – global betrachtet – mehr Menschen leben als auf dem Land. Wir haben asphaltierte Straßen wie riesige Spinnwe-

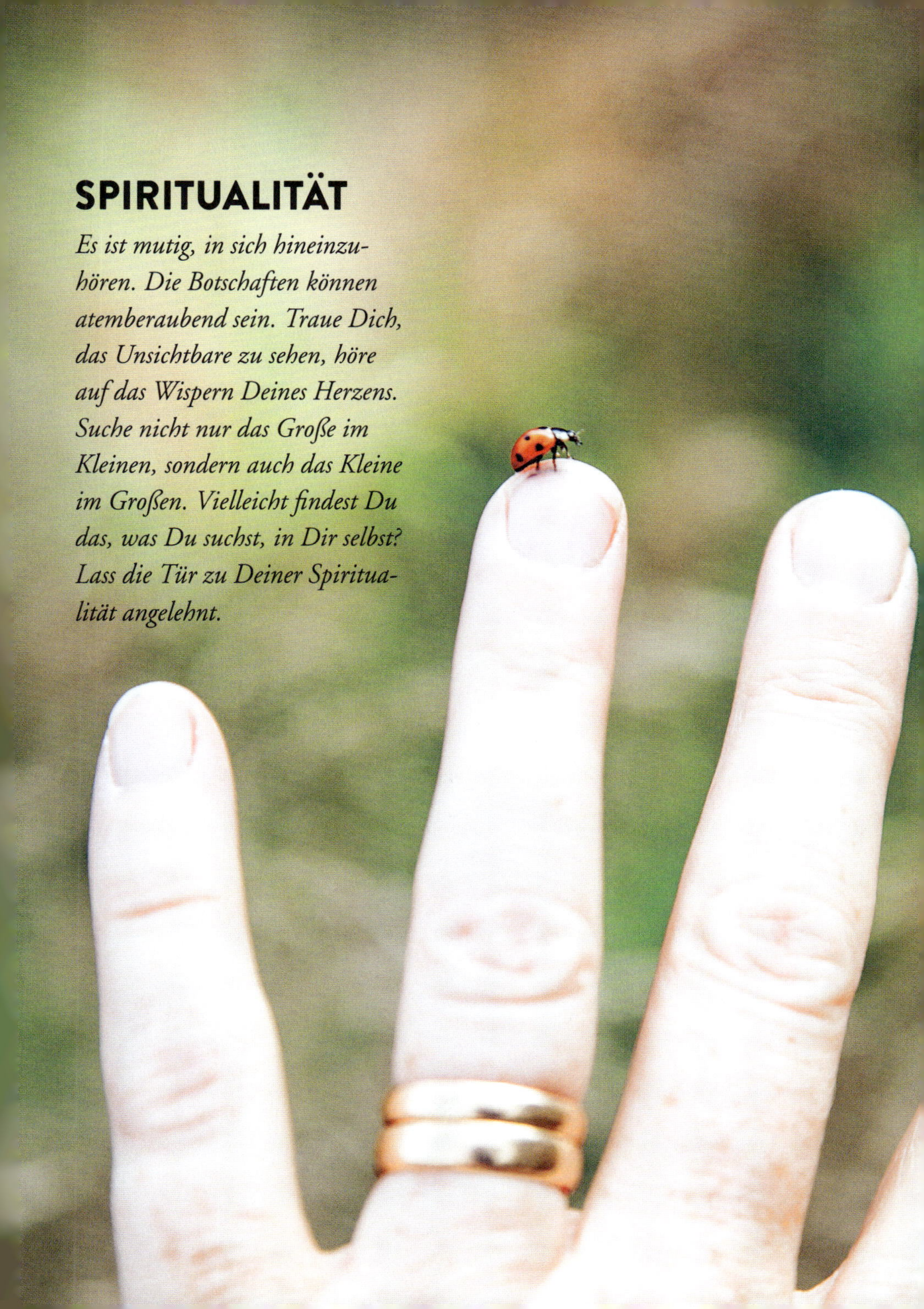

## SPIRITUALITÄT

*Es ist mutig, in sich hineinzuhören. Die Botschaften können atemberaubend sein. Traue Dich, das Unsichtbare zu sehen, höre auf das Wispern Deines Herzens. Suche nicht nur das Große im Kleinen, sondern auch das Kleine im Großen. Vielleicht findest Du das, was Du suchst, in Dir selbst? Lass die Tür zu Deiner Spiritualität angelehnt.*

ben über das Land gebreitet. Besonders die Menschen, die an Erschöpfungszuständen oder chronischen Schmerzen leiden, leben oft entfremdet von der Natur. Sie gehen selten im Wald spazieren, ziehen keine Pflanzen im Garten und nehmen sich nicht die Zeit, stehen zu bleiben und an einer Blume zu riechen. Viele nähern sich der Natur, als wären sie Gäste auf Besuch, statt sich als Teil der Natur zu sehen. Die Natur ist eine Art Speisekammer, in dem man Pilze und Beeren sammelt, joggt oder sich Dopamin-Kicks in Form von Klettertouren und Bungee-Jumping abholt. Es ist ja nicht verkehrt, in der Natur aktiv zu sein, ganz im Gegenteil. Wir sollten viel mehr draußen sein, mehr Runden um einen See drehen, öfters zum Beerensammeln aufbrechen. Aber wenn wir nur das mit der Natur verbinden, verpassen wir das Wichtigste – eine Wechselbeziehung zwischen uns und der Natur.

## *Mit Pflanzen sprechen*

Es gibt viele Menschen, die regelmäßig mit Pflanzen sprechen. Und wer hat noch nie mit einer kleinen Pflanze gesprochen und ihr gesagt, „Na, Kleine, nun wachs mal schön, dann kommst Du bald raus in den Garten.“ Vielleicht haben Sie einer Pflanze, die partout nicht blühen will, auch schon gedroht: „Jetzt blüh endlich, zum Teufel, sonst landest Du auf dem Kompost.“

Kann man mit Pflanzen auch auf bedeutungsvollere Weise sprechen? In den schottischen Findhorn Gärten begrüßt man jede neue Pflanze mit einer Zeremonie. Alle stellen sich gemeinsam in eine Reihe und kommunizierten mit den Devas, den Naturgeistern. Man verbindet sich in tiefer Meditation und hört den Pflanzen zu. Wer Kommunikation mit Pflanzen ernst nimmt, weiß, dass Pflanzen wie Tiere und Menschen Lebewesen sind, die Energie ausstrahlen. Wer diese Energie spüren und verstehen kann, hört, was andere Lebewesen zu sagen haben, auch wenn sie eine andere Form der Kommunikation wählen als die menschliche Sprache. Genauso, wie Naturvölker es seit hunderttausenden von Jahren machen.

Ich habe einmal einen Kurs in Naturkommunikation besucht, in dem wir viel Zeit darauf verwandt haben, mit Bäumen zu sprechen. Man wählte sich seinen Baum aus, näherte sich ihm mit Respekt, fragte ihn, ob er ein Heilmittel oder einen Ratschlag hätte, und dann öffnete man sein Herz, um empfänglich zu werden für das, was der Baum zu sagen hatte. Die Antwort waren manchmal Bilder, oder Worte, oder Gedanken, sehr oft in Form von Gefühlen. Anfangs fühlte es sich sehr ungewohnt an, eine Stunde still unter einem Baum zu sitzen, sich mit allen Sinnen auf ihn zu konzentrieren und weit offen zu sein für die Signale, die er aussendete. Unter der riesigen Eiche fühlte ich mich geborgen, ich spürte eine tiefe Ruhe in mir und war froh gestimmt und erwartungsvoll. Richtige Botschaften habe ich nicht aufgenommen bei meinem ersten Versuch. Es fiel mir schwer, zwischen meinen eigenen Gefühlen und denen des Baums zu unterscheiden. Nach einer Stunde Meditation an einem großen, sehr alten Wacholderstrauch erlebte ich Momente ganz ohne störende Gedanken und ein Wort kam auf mich zu: Geduld.

Kommunikation ohne Geduld führt zu nichts. Wir brauchen sie besonders dann, wenn wir uns ohne Worte verständigen wollen, z.B. wenn wir frisch verliebt unserem Liebsten in die Augen schauen. Wir merken an der Ausstrahlung, ob jemand wütend, schüchtern oder verlegen ist. Wer hat das nicht schon erlebt – man betritt einen Raum mit Menschen und spürt eine Stimmung, die schier mit Händen zu greifen ist? Wahrscheinlich muss man sich gar nicht sehr anstrengen, um mit Bäumen zu kommunizieren. Es kann schon genug sein, sich an einen Baum anzulehnen. Wenn Du Dich geborgen fühlst, froh und zugehörig, dann ist das ja vielleicht Magie genug?

## *Schau nach außen, sieh nach innen*

Der englische Physiker Stephen Hawking hat die Forschung über das Universum revolutioniert. Für jemanden, der sich in Physik nicht auskennt, sind seine Erkenntnisse nur schwer verständlich. Er sagt, wir leben in einer Zeit mit nicht nur vier Dimensionen (Höhe, Breite, Tiefe, Zeit), sondern mit elf, zwölf oder sogar 26 verschiedenen Dimensionen. In seinem Buch *Mörkrets tid* („Das Dunkel der Zeit", leider nicht auf Deutsch erschienen) schrieb Ulf Danielsson, Professor für Theoretische Physik an der Universität Uppsala, dass – wenn diese Theorie richtig wäre – jeder Raum neun Dimensionen habe, drei große und sechs kleine. Am Rande jeder Dimension verstecke sich ein kleiner Raum mit weiteren sechs Dimensionen. Wie dieser verborgene Raum aussieht, weiß keiner, jedenfalls kein Physiker.

Bevor sich Naturwissenschaftlern zu Beginn des 19. Jahrhunderts über die Existenz von Atomen klar wurden, waren sie davon überzeugt, dass feste Materie genau das ist, fest. Heute wissen wir, dass Atome ein eigenes Leben haben und ziemlich groß sind, vergleicht man sie mit den unsichtbaren Elementarteilchen, aus denen Neuronen und Protonen, die den Atomkern bilden, bestehen. Die heutigen Wissenschaftler denken offener und sind sich im Klaren darüber, dass es ziemlich viel

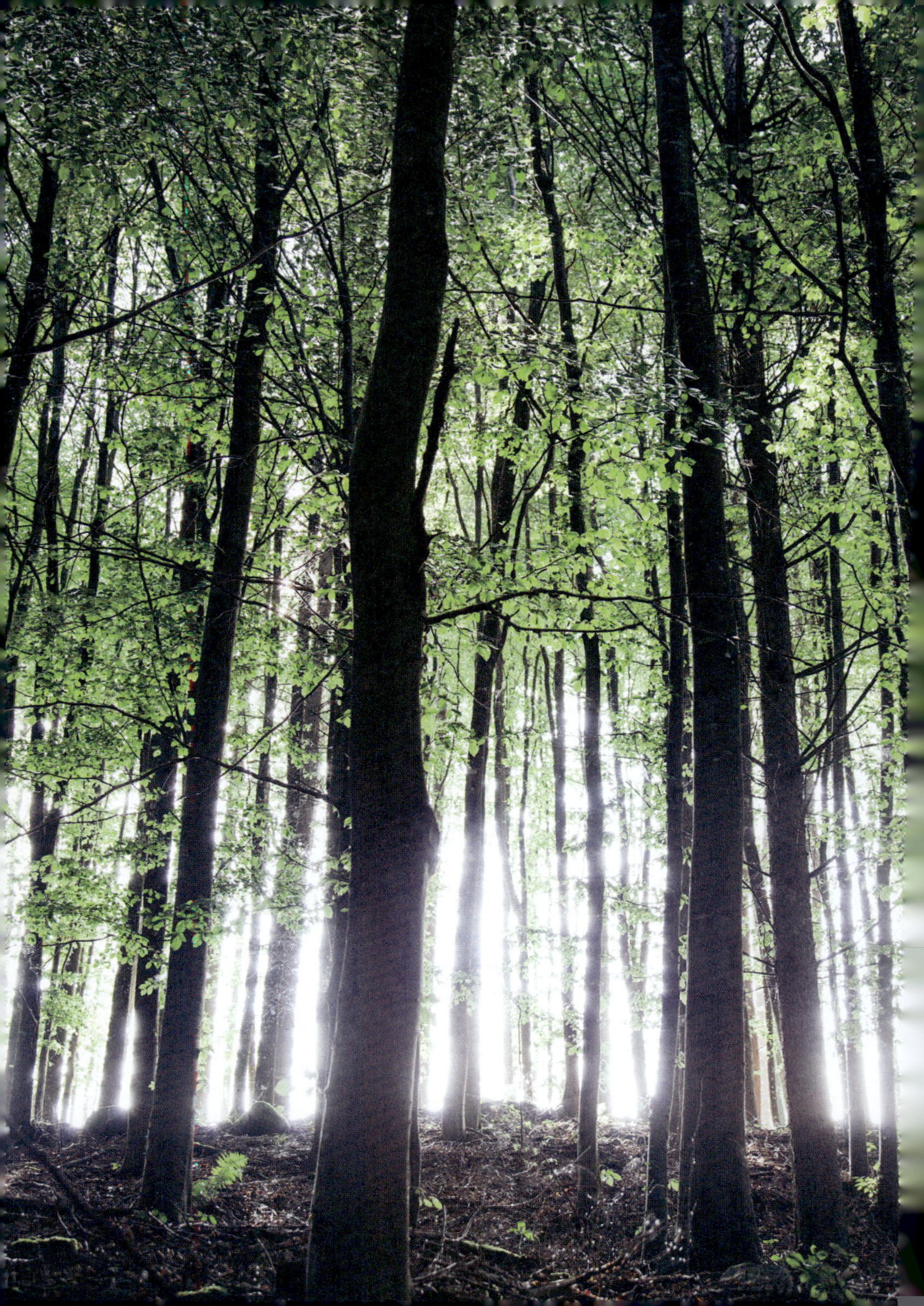

gibt, was wir nicht wissen. Unser Wissen über dunkle Materie oder schwarze Löcher im Universum ist begrenzt. Ist das so genannte Multiversum unendlich oder gar nicht? Theorien gibt es viele, aber keine wissenschaftlichen Belege. Noch nicht. Unabhängig davon, ob wir hinaus ins Universum blicken oder hinein in die allerkleinsten Bestandteile der Materie, es ist ziemlich unvernünftig, sich einer Sache todsicher zu sein.

## *Mit Bäumen sprechen ist gut für uns*

Wenn Du einen inneren Widerstand dagegen verspürst, mit Bäumen zu sprechen, ist das nicht wirklich überraschend. Wir begegnen allem, was in unserer vernünftigen Welt nicht wissenschaftlich zu beweisen ist, mit Skepsis. Dreht man den Gedanken aber um und sagt sich, das alles, was man nicht widerlegen kann, stimmen kann, sieht man die Naturkommunikation vielleicht in einem anderen Licht. Vielleicht haben die Menschen, die mit Bäumen reden, ja recht? Und wie ist das mit Gläubigen, ist ihre Kommunikation mit Gott vielleicht erfunden? Man muss nicht alles beweisen können, vielleicht ist es sogar so, dass im Unerklärlichen der Grund für unsere Existenz auf der Erde liegt?

Ich finde es spannend, dass die Wissenschaft sich dem Rätsel des inneren Lebens von Pflanzen nähert. Wir haben oft erfahren, dass sich das Leben bedeutungsvoller anfühlt, wenn man viel in der Natur ist. Die Natur stimuliert ganz andere Sinne ins uns als der normale (Büro-) Alltag. Zum Beispiel den Fernsinn – wenn man aus weiter Ferne mit Augen und Ohren zu eruieren sucht, ob die Umgebung vertrauenswürdig ist. In der Natur bewegst Du Dich anders als auf Asphalt. Auf der Haut spürst Du Wind und Regen, es riecht anders als im Inneren eines Hauses oder in der Stadt. Naturgeräusche beruhigen und faszinieren zugleich. Und am wichtigsten – Deine zielgerichtete Aufmerksamkeit bekommt eine Ruhepause. Alles zusammen weckt in Dir ein Gefühl davon, wie innere und äußere Welt zusammenhängen.

Das klingt komplizierter, als es ist. Es reicht, wenn Du verstehst, dass Du Teil eines Mysteriums bist, das uns alle ins Leben gebracht hat. In der Natur ist eine Ameise eine Ameise und ein Bär ein Bär, solange, bis jemand darüber nachdenkt, ob sie auch etwas anderes sein können. Vielleicht willst Du solche Gedanken nicht denken und es reicht Dir, dass es Dich gibt? In der Natur bewertet Dich niemand, vor Bäumen und Steinen existierst Du einfach. Die Materie, aus der Du bestehst, ist dieselbe wie bei anderen Wesen, und doch gibt es Dich nur einmal. So wie Deine Finger an die anderer Menschen erinnern, und doch jeder Mensch seinen eigenen, unverwechselbaren Fingerabdruck hat, so ist auch Deine Seele ähnlich vergleichbar und doch einzigartig. Wenn solche Gefühle Deinem Leben Sinn geben, wenn Du dann Deine eigene Bedeutung und Gemeinschaft erfahren kannst, hat die Natur eine ihrer wichtigsten Aufgaben erfüllt: Dein Selbstwertgefühl und Deine Gesundheit zu stärken. Es ist nicht so schwer, sich der Natur so zu nähern, wie Naturvölker das tun. Es reicht, eingetretene Pfade zu verlassen und sich einfach auf einen Stein oder an einen Baum zu setzen. Um mit der Natur zu kommunizieren solltest Du Gedanken an alles, was Du tun willst oder musst, beiseite schieben. Bleib so lange sitzen, bis Dein Gehirn sich nicht mehr für die ganzen Alltagsprobleme interessiert. Wenn innere Ruhe eingekehrt und Deine Sinne weit offen sind, dann geschieht es – der Kontakt.

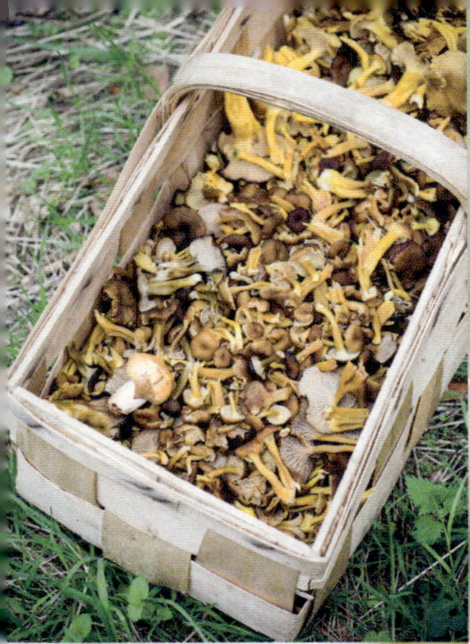
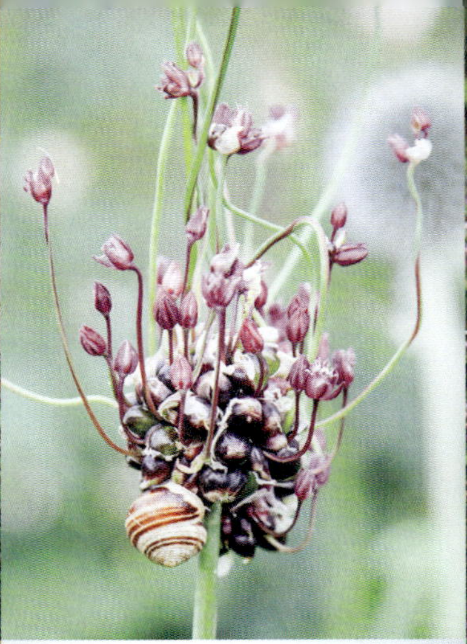
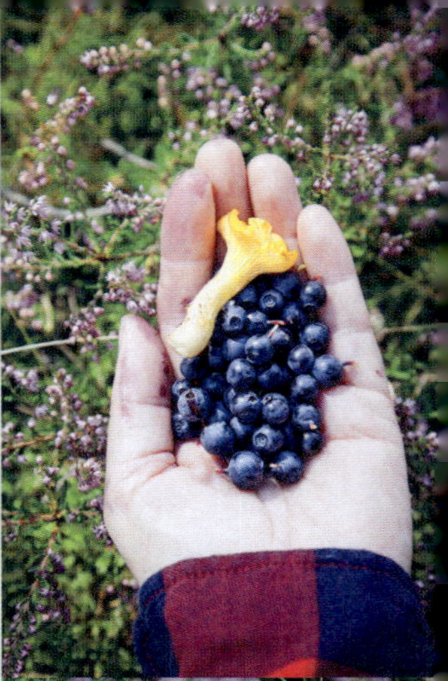
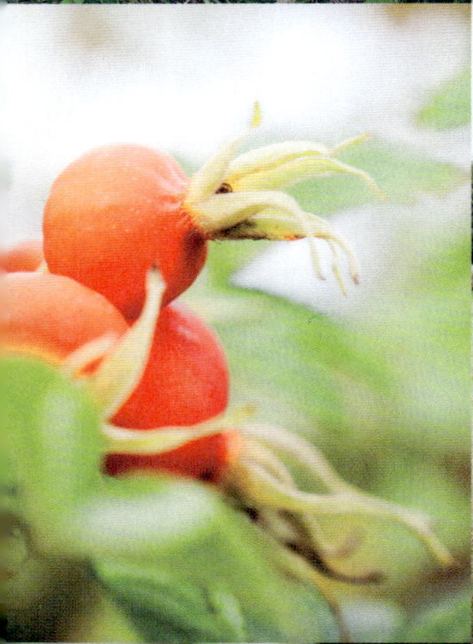
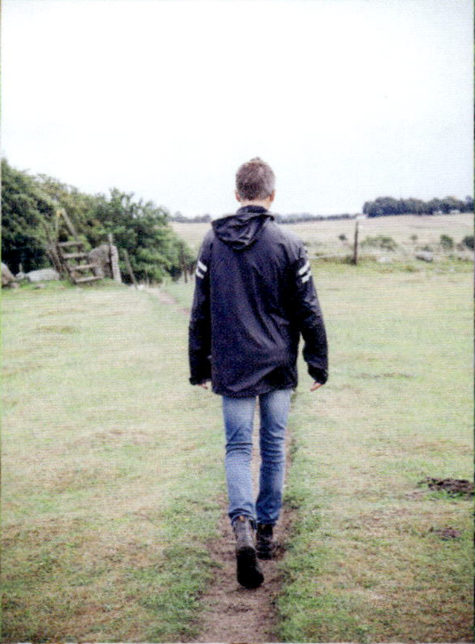
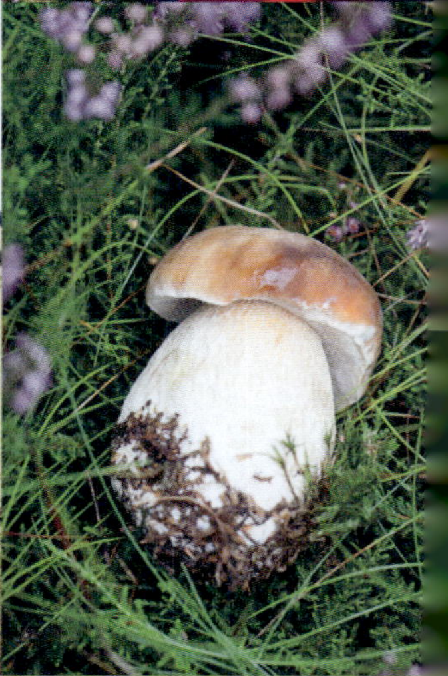
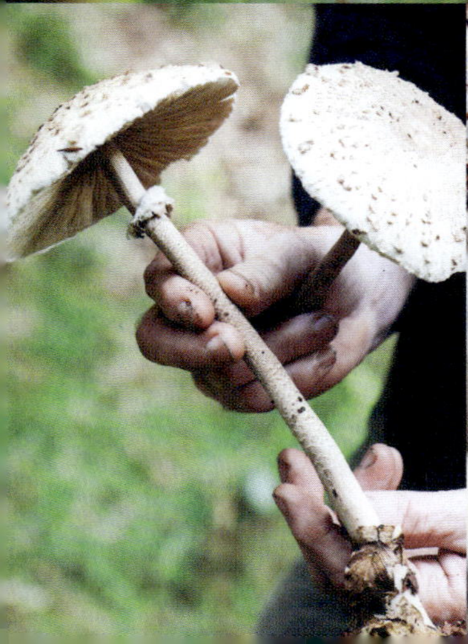
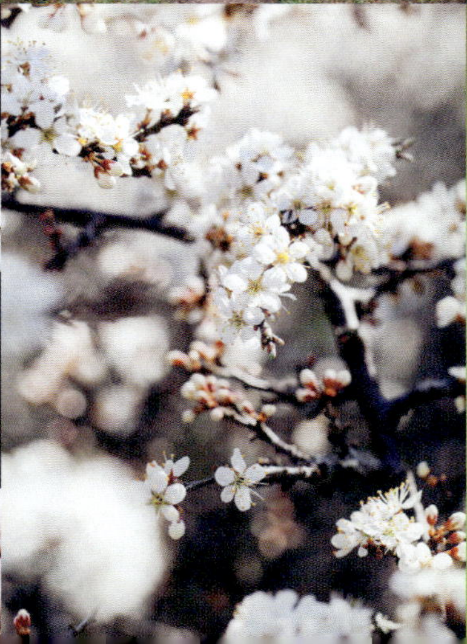
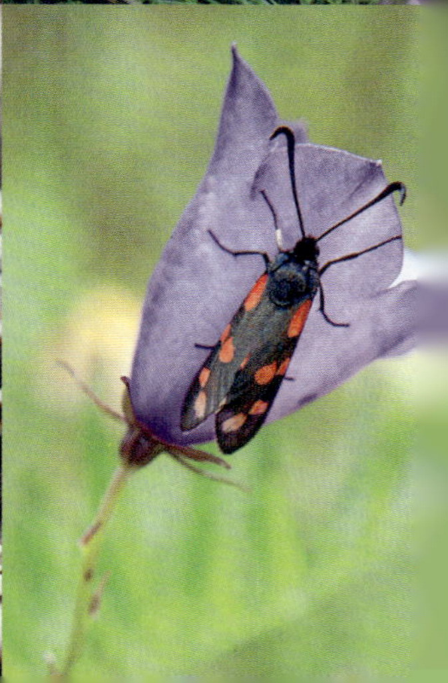

## ÜBUNG: PFLANZEN SAMMELN

Die Natur hat viele Gaben für uns, die wir seit den Anfängen der Zeit genießen: Beeren, Pilze, Nüsse, Früchte und Wildkräuter. Der Sammler ins uns lebt noch heute. Beginne einen Spaziergang mit dem Ziel, draußen etwas Essbares zu finden. Du musst nicht große Mengen ernten, es geht ums Suchen und Sammeln...

*Das Wetter bestimmt Deine Kleidung. Vernünftige Schuhe.*

*Nimm einen Rucksack und eine Wasserflasche mit, gern auch eine Zwischenmahlzeit, falls Du Hunger bekommst. Wenn Du Dich in Dir unbekannten Waldstücken bewegst, brauchst Du einen Kompass`– vergiss Dein Handy nicht (aber auf lautlos schalten). Denk auch an eine Tüte oder einen Korb für alles, was Du findest.*

*Geh es langsam an. Konzentriere alle Sinne auf das, was Du suchst. Schau genau hin, wo die verschiedenen Pflanzen wachsen. Welche wachsen am Waldesrand, welche im freien Feld, welche tief im Waldesinneren? Pilze leben oft in Symbiose mit Bäumen, versuche zu sehen, wer mit wem befreundet ist.*

*Wenn Du unsicher bist, was Du gefunden hast, riskiere nichts. Es ist unwahrscheinlich, dass Du Dich vergiftest, aber Du solltest vorsichtig sein. Ein guter Pilzführer ist eine gute Investition, oder Du gehst mit Leuten auf Pilzsuche, die sich auskennen. Geschützte Pflanzen sammelst Du natürlich nicht.*

*Schade weder Tier noch Pflanzen bei der Jagd nach Deinen Schätzen, und lass immer noch etwas stehen für die, die nach Dir kommen.*

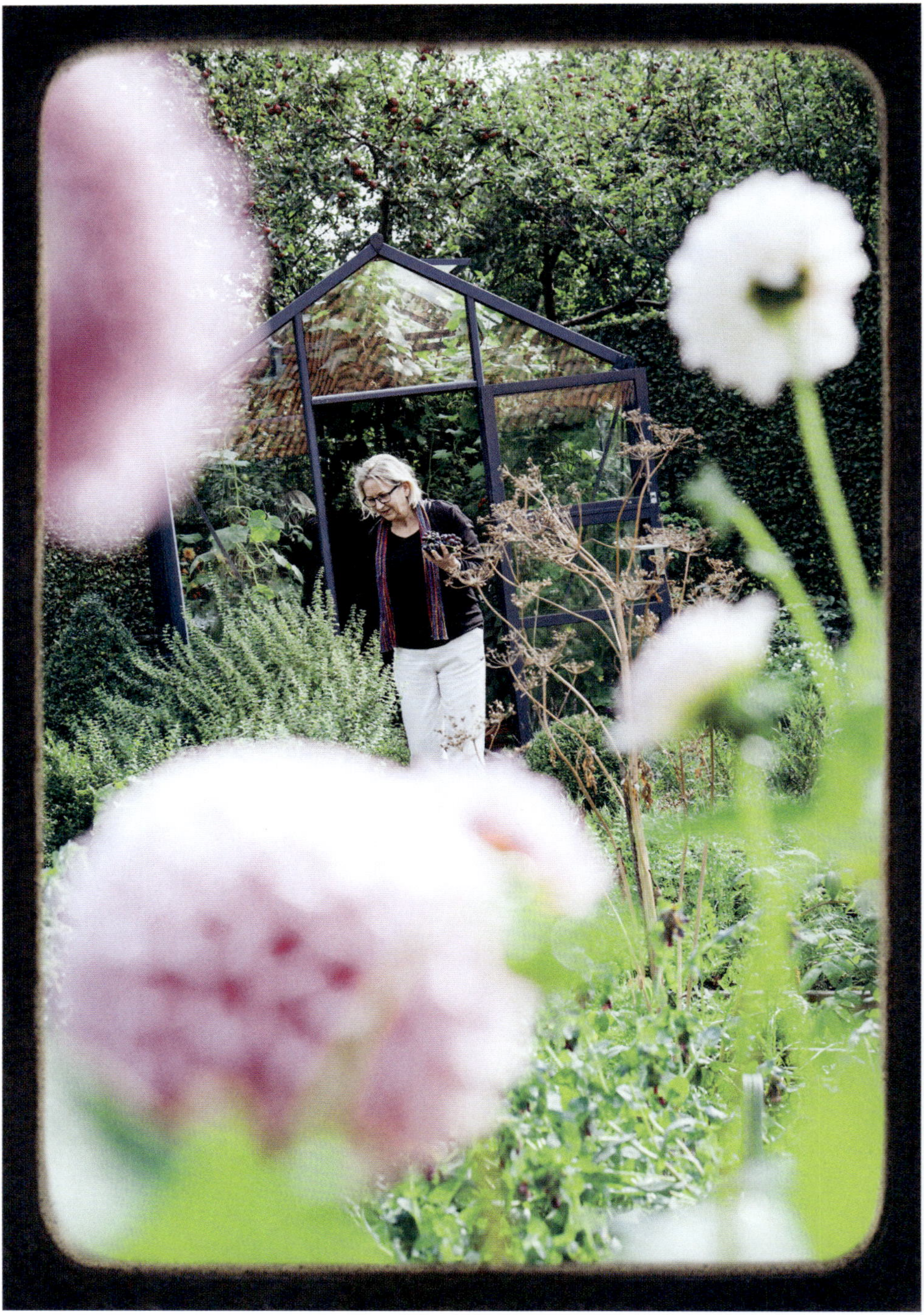

# Gewächshaus oder Krankenhaus

Kann ein Gewächshaus – wenn wir mit dem Wort Natur und Garten meinen – ein Krankenhaus ersetzen? Unzweifelhaft, ja! Die Natur ist eine wichtige Ergänzung zur modernen Krankenstation und allem, was man in der Apotheke erhält – und manchmal genügt sie schon als Alternative. Alles was grün ist, von Kübelpflanzen bis zum großen Wald, hilft Patienten, schneller wieder gesund zu werden oder unterstützt den Heilungsprozess. Wer draußen ist, fühlt sich besser – im Körper werden Heilmechanismen in Gang gesetzt, weil die positive Stimmung auf die Hormone einwirkt, und auch umgekehrt.

Zwei Aspekte der „Krankenstation" in der Natur und im Garten sind wichtig. Die Natur ist ein Platz zum Genesen, sie ist aber auch der Ort für Therapie. In der Therapie geht man davon aus, dass der Mensch durch Grün aktiviert wird – in diesem Zusammenhang ist also die Natur selbst wichtig. Tageslicht, frische Luft (diese ist draußen normalerweise sauberer als drinnen) und Bewegung wirken positiv auf die Gesundheit ein. Der Blutdruck sinkt, der Puls verlangsamt sich, das entlastet den Blutkreislauf und das Herz. Das Risiko für Krebs, Diabetes Typ 2 und Übergewicht sinkt. Das parasympathische Nervensystem, das für Ruhe und Erholung sorgt, wird aktiviert, die Stressfaktoren für Körper und Psyche werden abgebaut. Die Gedächtnisfunktion wird gestärkt, was wiederum das Risiko für Depressionen verringert. Bei Demenzkrankheiten wie Alzheimer wird die kognitive Leistung verbessert, aber auch die Laune und die Fähigkeit, etwas zu planen.

## *Schon die alten Griechen*

Die Natur als heilsam zu sehen, ist alles andere als ein neuer Gedanke. Die Tradition der Natur- und Gartentherapie reicht zurück bis zu Hippokrates, der vor mehr als 2000 Jahren auf der griechischen Insel Kos ein Krankenhaus auf einer Lichtung betrieb. Hippokrates war davon überzeugt, dass Ernährung, Natur und Lebensgewohnheiten auf die Gesundheit einwirken und Gesunde wie Kranke stärken können. Die Behandlung

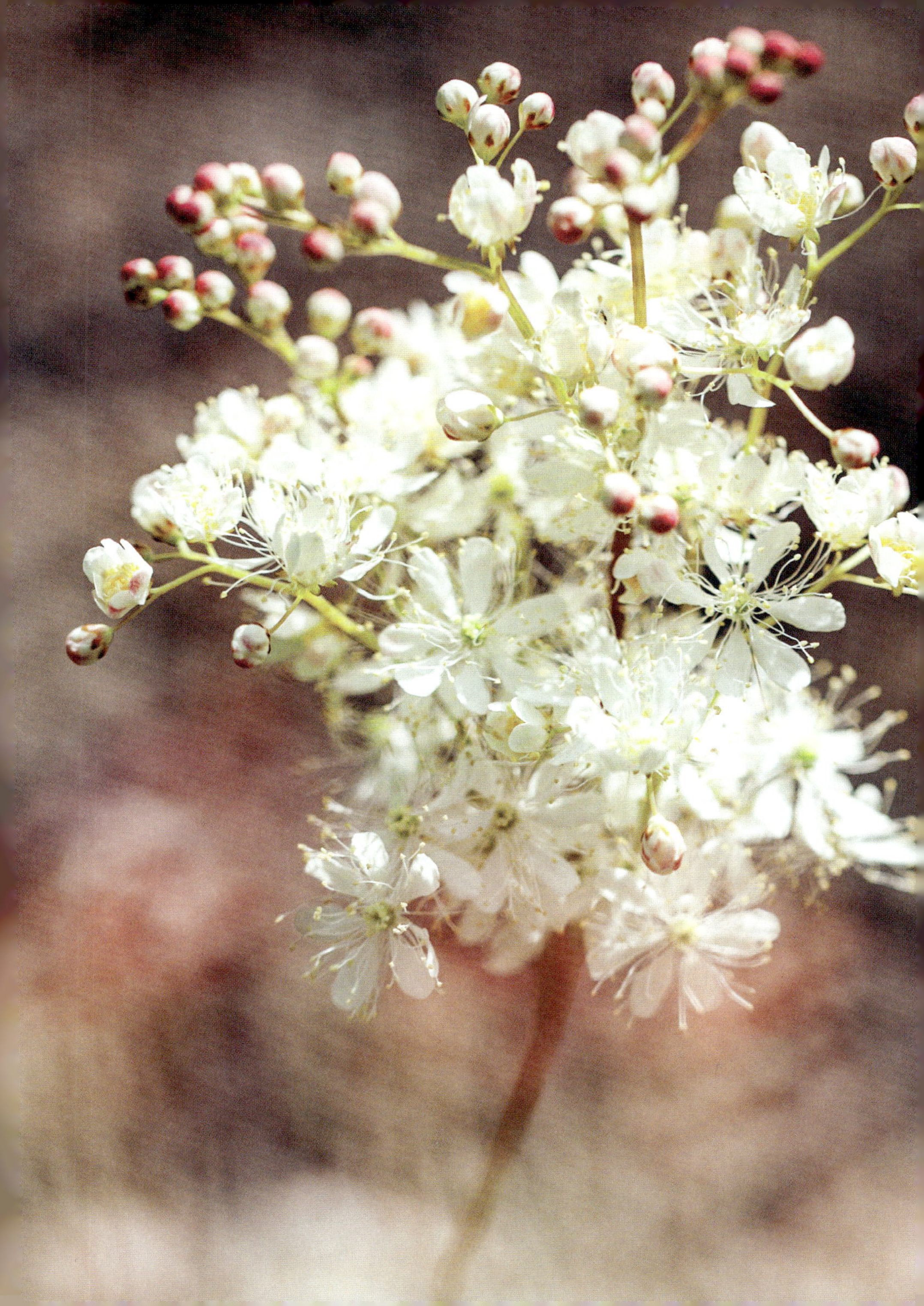

erfolgte in der Regel durch Heilkräuter, genug Wasser zu trinken war ebenfalls Teil der Therapie. Die Patienten lustwandelten im Garten des Krankenhauses oder im nahegelegenen Wald. Hippokrates' Überzeugungen und Behandlungsmethoden haben über Jahrhunderte ihre Wirkung in Europa entfaltet, er gilt als Vater der Medizin. Ihm verdanken wir auch die Spa-Kultur. In Schweden wurde mit Medevi in der Nähe von Motala der erste Kurort um 1680 eröffnet, viele weitere sollten in den nächsten Jahrhunderten folgen. Ins Heilbad fahren, jeden Tag Spaziergänge und eine Trinkkur machen wurde ab dem Ende des 18. Jahrhunderts populär. Ungefähr zur gleichen Zeit verschrieb der Enköpinger Arzt Ernst Westerlund frische Luft und Spaziergänge. Anfangs wurde das mineralhaltige Wasser in Trinkkuren verschrieben, später kamen noch Heilbäder dazu. In ganz Europa entstanden Kur- und Heilbäder. Die heutige Spa-Kultur hat damit nur noch wenig zu tun – in der Regel fokussiert sie sich mehr auf warme Bäder und Entspannung in luxuriösem Ambiente.

## *Die Frischluftbewegung entsteht*

Im 17. Jahrhundert entwickelte sich die Theorie, das frische Luft und frisches Wasser der Gesundheit zuträglich seien. Krankenhäuser umgaben sich mit schönen Gärten oder wurden dort gebaut, wo die Landschaft schön war. Im 18. Jahrhundert kam die sogenannte Ling-Gymnastik auf (benannt nach Pehr Henrik Ling, dem Begründer der schwedischen Heilgymnastik). Diese Gymnastik setzte auf natürliche Bewegungen und fand oft im Freien statt. Ling wurde so auch zum Wegbereiter der Frischluftbewegung, der Pfadfinder und vieler Sportvereine. Und das Wirken von Pfarrer Sebastian Kneipp Ende des 19. Jahrhunderts wirkte von Bad Wörrishofen aus in die ganze Welt. Die fünf Säulen des Kneippens – Wasser, Pflanzen, Bewegung, Ernährung, Balance sind heute moderner denn je.

In den 1930er und 1940er Jahren machte Ex-Hochspringer und Fechter Bertil Uggla täglich eine Radio-Morgengymnastik am geöffneten Fenster. Und 1978 eröffnete in Schweden die Fitnesskette *Friskis & Svettis*, die Gesundheitsfürsorge mit Bewegung und Musik kombinierte.

Dass die Gesundheitsfürsorge die Natur als zentralen Faktor erkannte, hatte verschiedene Ursachen. Im frühen 19. Jahrhundert entwickelten sich viele neue Behandlungsmethoden, mit denen Krankheiten so behandelt und gelindert werden konnten, wie man es sich vorher nie hätte vorstellen können. Auch die Überzeugung, ein Krankenhaus sollte modern ausgestattet und alle Patienten gleich gut behandelt werden, wuchs.

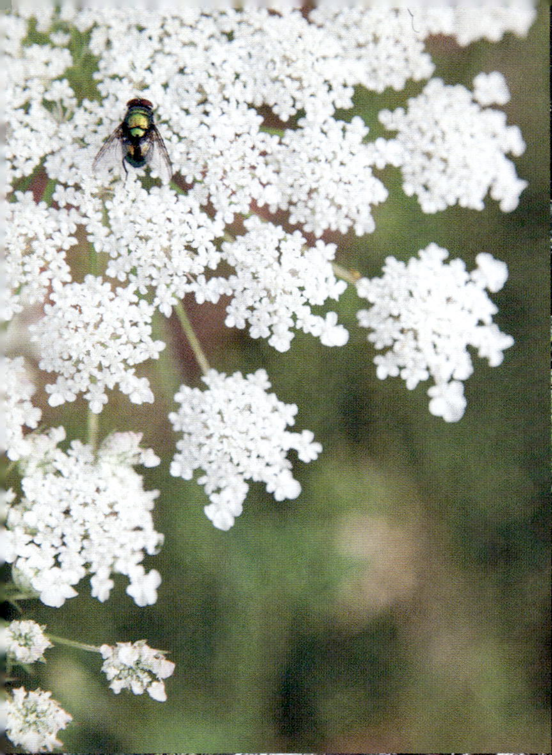
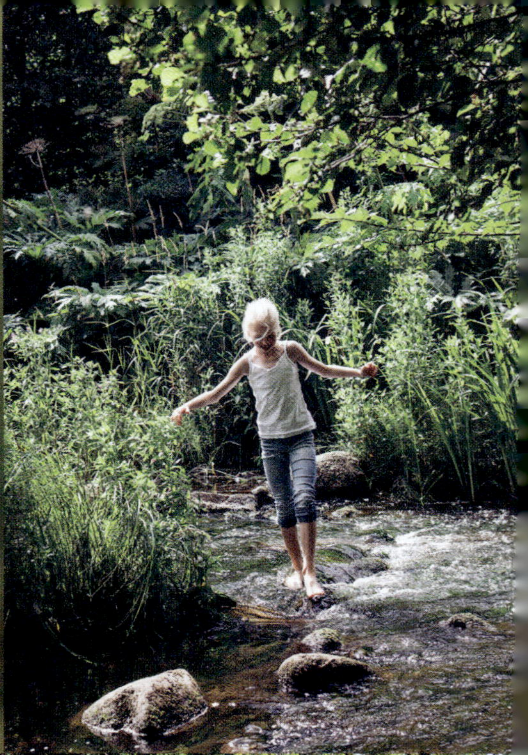
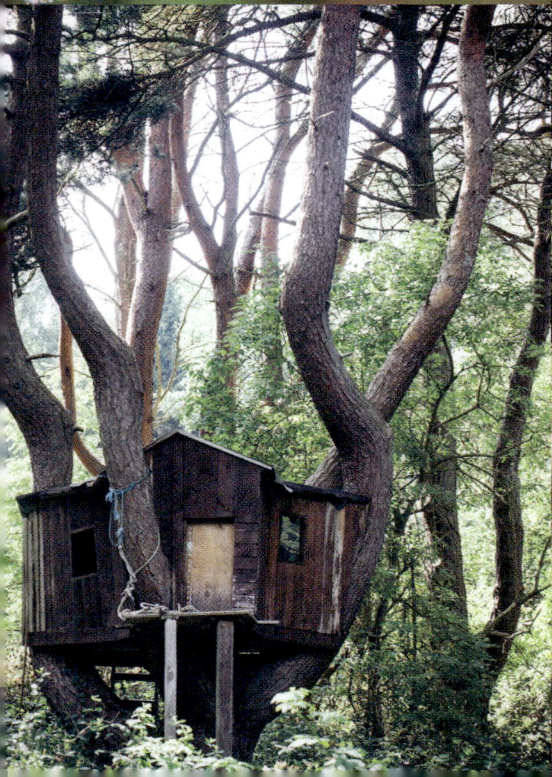
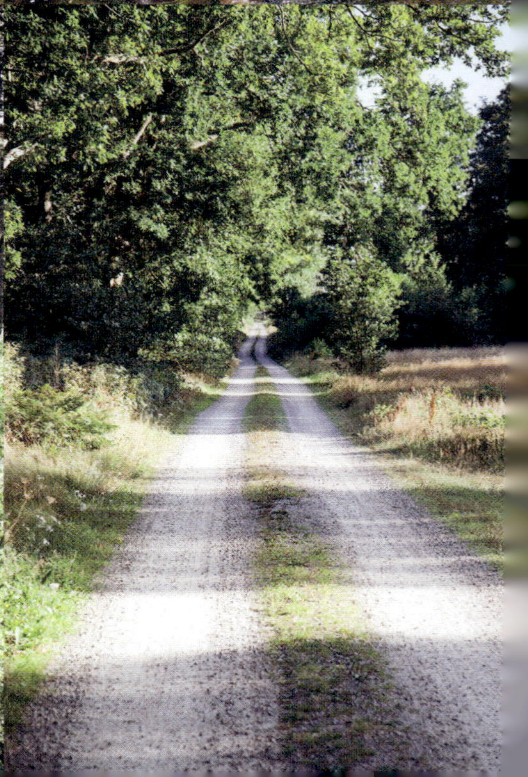

Das moderne Krankenhaus glich mehr einer Fabrik als einem Erholungsheim. Nur in der Psychiatrie und bei der Behandlung traumatisierter Soldaten wurde der Garten weiter intensiv in der Therapie eingesetzt. In den USA hieß das *Horticultural Therapy* und war eine Mischung aus Arbeits- und Bewegungstraining, ziemlich verschieden von der Gartentherapie, wie sie sich im 20. Jahrhundert dann entwickelte. Großbritannien hat eine sehr lebendige Tradition, Soldaten mittels Gartentherapie zu behandeln. Die Freiwilligen-Organisation Thrive besitzt im ganzen Land viele Therapiegärten, hier können Kranke herkommen und sich nach Herzenslust beschäftigen. Es kommen aber auch Obdachlose, Menschen mit psychischen Problemen, Demenz, nach einem Herzinfarkt oder Verkehrsunfall und nehmen an der Gartenarbeit teil.

Mit den bahnbrechenden Forschungen von Roger Ulrich und den Kaplans in den 1980er Jahren hatte man endlich den wissenschaftlichen Nachweis, dass Patienten in grüner Umgebung schneller gesund wurden und die Natur viel zur Erholung der kognitiven Leistungen beitrug. Um das Jahr 2000 herum gab es zahlreiche Studien, die sich mit den Wechselwirkungen von Gesundheit und Natur auseinandersetzten.

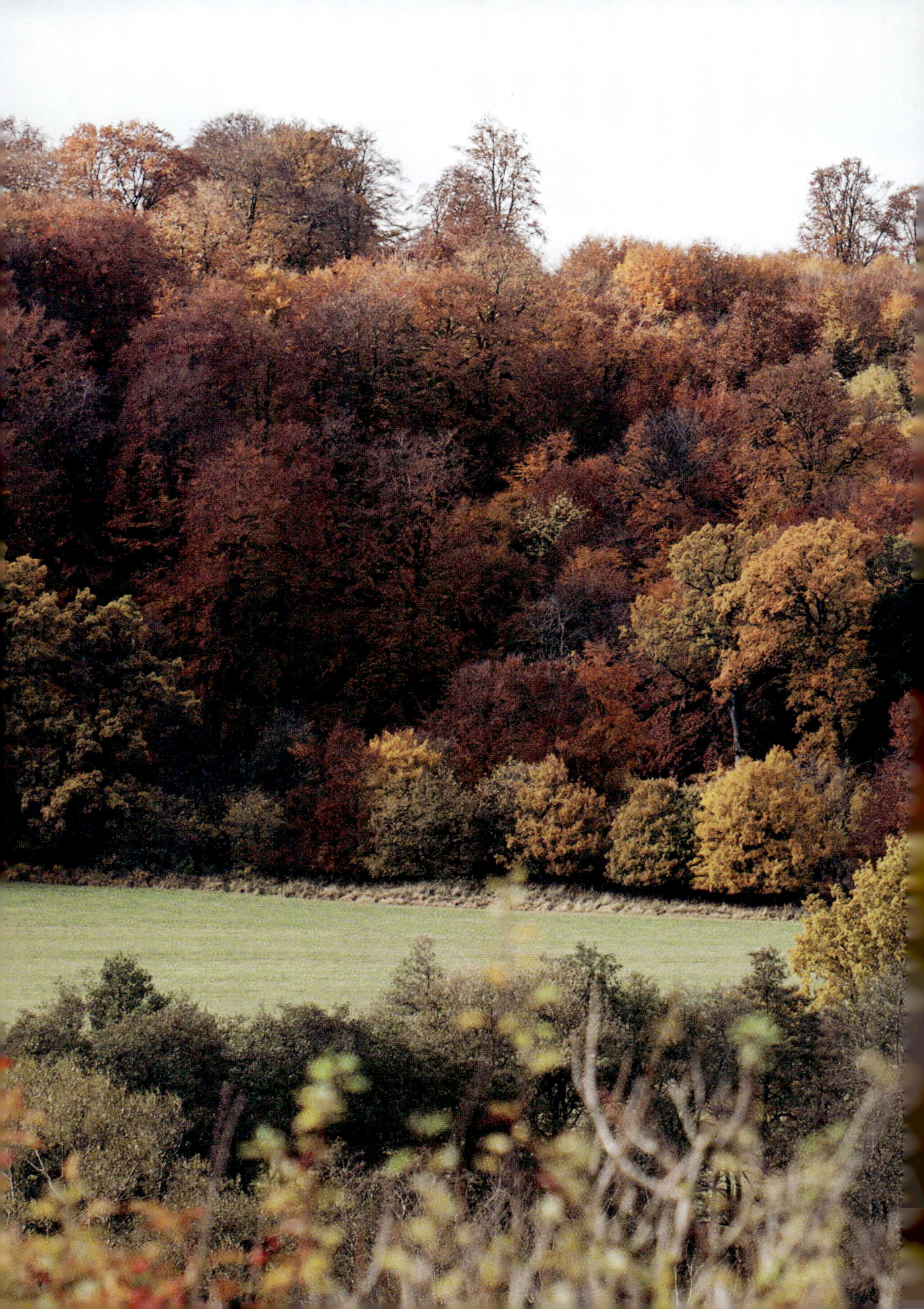

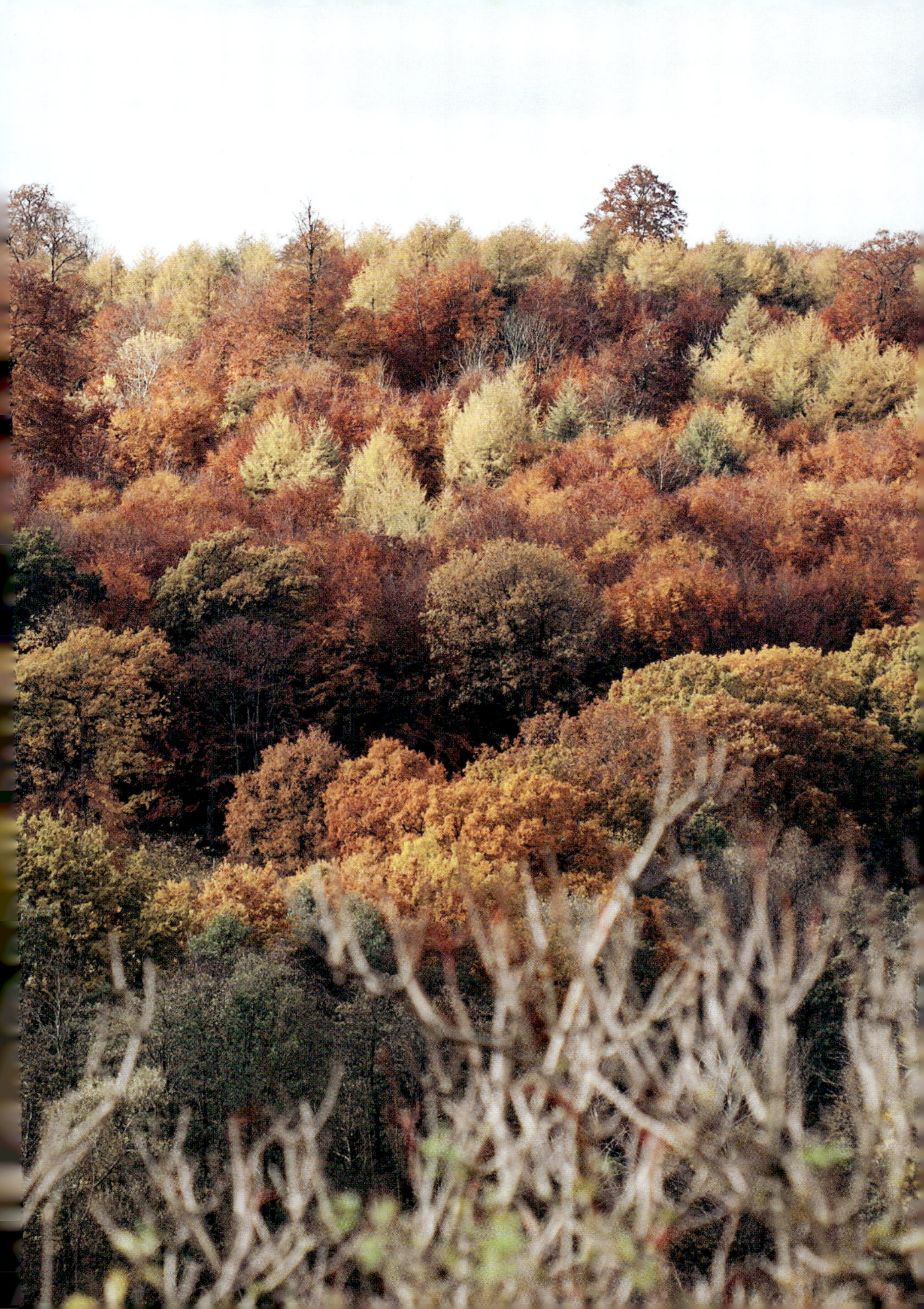

## *Naturtherapie auf Japanisch*

In Japan ist die Waldmedizin ein seit Jahrzehnten anerkannte Forschungsgebiet. 2007 stellte Professor Qing Li von der Nippon Medical School Tokio eine Studie vor, die zeigte, wie das Shinrin-yoku, ein Waldbad, spürbare Wirkung auf die Gesundheit hatte. Ein Waldbad hat nichts mit Wasser zu tun, hier geht es ums Einatmen der frischen Waldluft, gemächliches im Wald Spazierengehen oder sich ein Plätzchen im Wald zu suchen und dort die Natur zu beobachten. Der Waldaufenthalt hat Einfluss auf unser Immunsystem. Die Zahl der Killerzellen wächst, diese Zellen erkennen von Viren, Bakterien und sonstigen Erregern befallene Zellen und töten sie ab. So werden vermehrt Anti-Krebs-Proteine erzeugt. Die Wirkung kommt von den Phytonziden, die in der Waldluft schweben – und alle Teil des Kommunikationssystems Wald sind. Pflanzen geben sie während der Photosynthese ab. Diese Stoffe gehören zu den Terpenen. Sie wirken wie eine Impfung gegen Bakterien, Pilze und Schädlinge, selbstgemachte Antibiotika, gewissermaßen. Ein Nadelwald ist reich an Terpenen, auf 1ha Nadelwald können zwischen 5 und 30 kg Terpene in der Luft schweben. Diese Luft ist daher besonders keimfrei. Wer diese Luft einatmet, stärkt sein Immunsystem. An warmen Sommertagen werden die meisten Terpene abgegeben, im Winter deutlich weniger. Man kann der Waldluft nachhelfen, wenn man ätherische Öle benutzt. Sie sind so stark, dass schon wenige Tropfen reichen, um eine Wirkung zu erzielen. Lavendel beruhigt, man fühlt sich umsorgt, der Duft von Tannen hilft, sich zu konzentrieren und erdet uns, der Duft von Zitrusfrüchten wirkt stimulierend und regt den Appetit an. Ätherische Öle darf man nicht direkt auf der Haut anwenden, gibt man aber einige Tropfen auf einen Esslöffel mit Mandel- oder Jojoba-Öl, hat man eine wohltuende Alternative zur Hautlotionen. Wir können diese Stoffe auch aufnehmen, wenn wir Gemüse essen, besonders reichhaltig sind Kohl, Zwiebeln und Meerrettich. Stärkend wirken auch Kräutertees. Benutzen Sie einen Becher mit Deckel, sodass die guten Dämpfe nicht verschwinden.

Der Umwelt- und Verhaltensforscher Ming Kuo von der Universität Illinois hat zahlreiche Studien zusammengestellt und kommt zu dem Ergebnis, dass die starke Wirkung der Natur auf unsere Gesundheit Folge eines kumulativen Effekts ist – oder auch: viele kleine Bäche machen einen großen Fluss. Die Kombination aus tiefer Entspannung Ruhe, Aufmerksamkeit und das Einatmen von Terpenen führt zu besserer Impulskontrolle, tieferem Schlaf, besserem sozialen Anschluss und einem stärkeren Immunsystem.

## *Aktive Gartentherapie*

In der Gartentherapie geht man davon aus, dass der Mensch ein aktives Wesen ist, der fürs Wohlergehen den Körper wie das Gehirn einsetzt. Alle Sinne sollen stimuliert werden: Geruch, Geschmack, Sicht, Gehör und Berührung. Draußen werden die Sinne stärker stimuliert als drinnen. Vibrationen, Druck und das Empfinden von Temperatur verstärkt die Wahrnehmungen. Du wirst kräftiger, wenn Du Dich in der Natur bewegst – und gleichzeitig verbrennst Du viel Energie. Die Kombination physischer und seelischer Reize verringert den Stress und hilft dabei, klar zu denken, mit seinen Gefühlen zurecht zu kommen und über die eigene Zukunft nachzudenken – der Heilungsprozess beschleunigt sich.

Natürlich geht es in der Gartentherapie auch darum, ganz traditionelle Gartenarbeiten wie säen, pflanzen, umgraben zu verrichten. Genauso wichtig ist es aber, dass die Patienten genügend Zeit haben, einfach im Garten zu sein, dort ihren eigenen Lieblingsplatz zu finden und die Natur in sich aufzunehmen. Normalerweise arbeitet man mit den Psychologen und Physiotherapeuten zusammen. Es gibt auch Gruppenaktivitäten. Niemand wird für das verantwortlich gemacht, was er tut, jeder tut, was er kann. Der eine pflückt Pelargonien, der andere gräbt ein Beet um oder recht das Laub zusammen. Wer ausgebrannt ist, freut sich meistens über die körperliche Anstrengung. Wenn man aber länger krankgeschrieben war, lässt die Kraft nach und es braucht seine Zeit, bis die Muskeln wieder in Form sind. Für manche Aufgaben braucht man Konzentration und Geduld, aber genauso wichtig ist es, Grenzen zu setzen – also genügend Pausen einzubauen und eine Arbeit auch einmal unerledigt liegen zu lassen. Jemand anders kann sie tags darauf erledigen, oder man selber. Wer unter Erschöpfung leidet, ist meist ein Mensch, der viel geleistet hat, und nie aufhörte, bevor nicht alles erledigt war. Das ist einer der Gründe für ihren Zustand. In der Gartentherapie lernen sie ein neues Verhalten kennen und erwerben neue Kenntnisse über den Garten – das stärkt ihr Selbstwertgefühl.

## *Licht und Spiegelung*

Es gibt noch weitere gute Gründe, viel in der Natur oder im Garten zu sein. Hier hat man die Gelegenheit, seine eigene Lage zu überdenken. In unserer Gesellschaft geht alles immer weiter, der Fokus liegt auf der Zukunft. Es gilt als gesellschaftlich erstrebenswert, veränderungsbereit zu sein, jeder soll

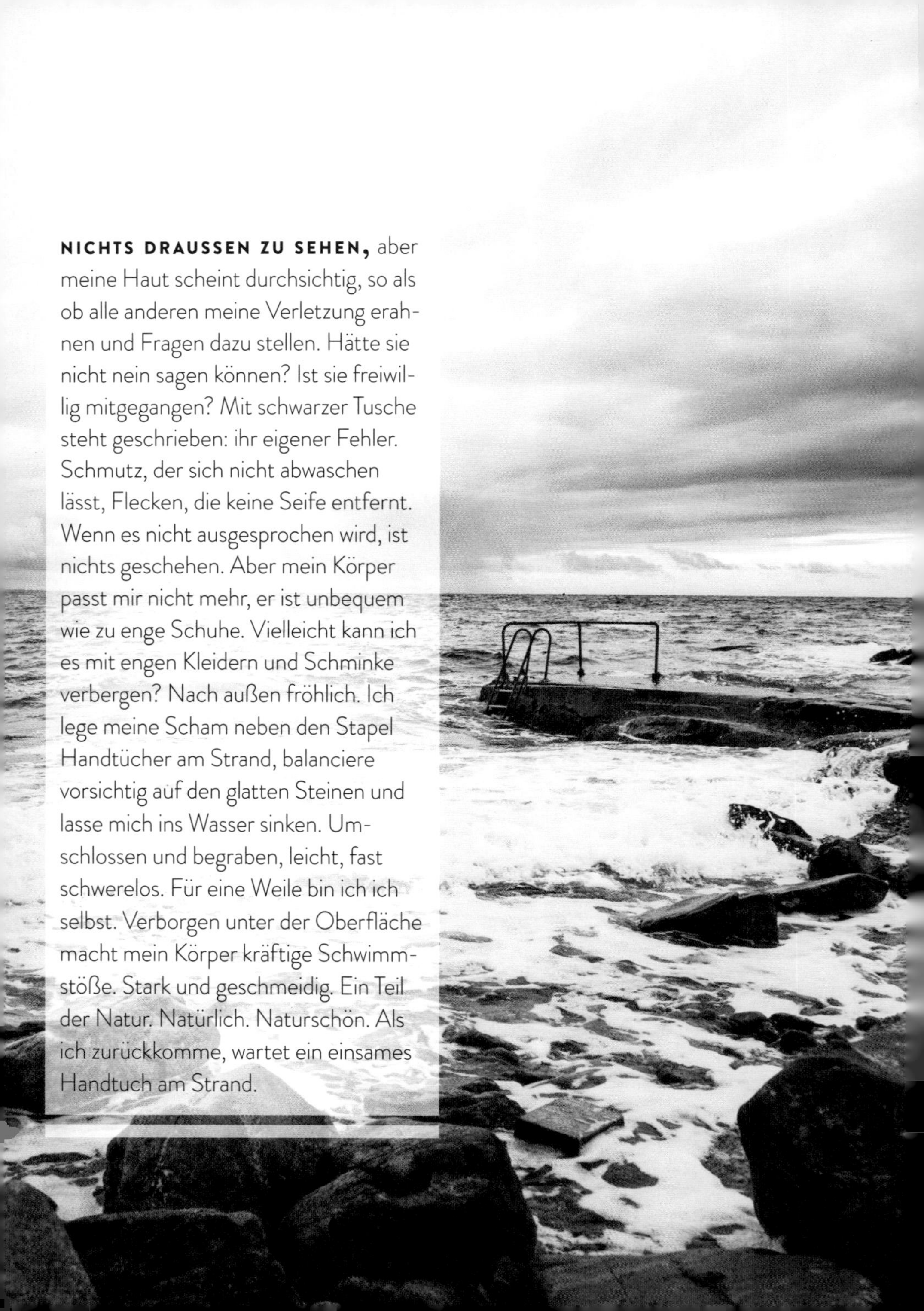

**NICHTS DRAUSSEN ZU SEHEN,** aber meine Haut scheint durchsichtig, so als ob alle anderen meine Verletzung erahnen und Fragen dazu stellen. Hätte sie nicht nein sagen können? Ist sie freiwillig mitgegangen? Mit schwarzer Tusche steht geschrieben: ihr eigener Fehler. Schmutz, der sich nicht abwaschen lässt, Flecken, die keine Seife entfernt. Wenn es nicht ausgesprochen wird, ist nichts geschehen. Aber mein Körper passt mir nicht mehr, er ist unbequem wie zu enge Schuhe. Vielleicht kann ich es mit engen Kleidern und Schminke verbergen? Nach außen fröhlich. Ich lege meine Scham neben den Stapel Handtücher am Strand, balanciere vorsichtig auf den glatten Steinen und lasse mich ins Wasser sinken. Umschlossen und begraben, leicht, fast schwerelos. Für eine Weile bin ich ich selbst. Verborgen unter der Oberfläche macht mein Körper kräftige Schwimmstöße. Stark und geschmeidig. Ein Teil der Natur. Natürlich. Naturschön. Als ich zurückkomme, wartet ein einsames Handtuch am Strand.

bereit sein, sich zu entwickeln. Doch wenn die Umstände uns zwingen, immer wieder Neues zu lernen und wir unsere eigene Zukunft mit Unsicherheit betrachten, trägt das zu Stress und Angst bei. Deshalb ist es so wichtig, immer wieder aufzustehen und darüber nachzudenken, wie etwas war und wie etwas sein wird. Wenn Du draußen unterwegs bist, wo niemand Deine Aufmerksamkeit einfordert, ist es leichter einem Gedankengang wirklich bis zum Ende zu folgen oder die Gedanken in die Richtung zu lenken, die Du willst. Oft nehmen wir an, Ideen und Gedanken kommen schon, wenn wir es nur richtig versuchen. Aber Ungeduld ist der größte Feind der Kreativität. Erst, wenn Du Dir selber Zeit lässt, kommt die Antwort. Erst jetzt kannst Du verstehen, warum Du in der Lage bist, in der Du bist. In diesem Verstehen liegt die Chance, auch die Lösung zu finden. Vielleicht siehst Du die Dinge aus einer neuen Perspektive, oder kannst Deine eigenen Probleme im Vergleich zu denen anderer besser einordnen. Mach es Dir zur Angewohnheit, einen Spaziergang im Grünen zu machen, bevor Du wichtige Entscheidungen triffst.

Die Sonne lässt im Körper Vitamin D entstehen. Vitamin D findet sich auch in Lebensmitteln, z.B. fettreichen Fischen. Es stärkt unsere Immunabwehr und aktiviert die T-Lymphozyten, die körpereigene Abwehr gegen Viren und

Bakterien. Ein Mangel an Vitamin D kann Diabetes Typ 2, MS, Osteoporose, Reizdarm, Unfruchtbarkeit oder hohen Blutdruck befördern. Neue Studien zeigen, wie sich das Lernverhalten des Gehirns verschlechtert und das Risiko für Depressionen und Demenz steigt. Wenn Du im Frühling und Sommer täglich draußen bist, kann Dein Körper in der dunklen Jahreshälfte selber Vitamin D produzieren. Gerade in Nordeuropa haben manche Menschen im Winter aber zu wenig Vitamin D. Der Vitamin-D-Vorrat des Körpers ist um Weihnachten herum aufgebraucht, und im März/April ist der Vitamin-D-Spiegel am niedrigsten. Im Winter muss man deshalb manchmal Vitamin D zusetzen. Und wenn Du älter als 65 bis, dunkle Haut hast oder den Körper ganz mit Kleidern bedeckst, brauchst Du das ganze Jahr über viel Vitamin D.

## *Die Natur ist eigenverantwortlich*

Gartentherapie gibt es noch nicht so lange, aber dass sich im Garten beschäftigen eine wunderbare Therapie ist, ist schon lange bekannt. Vielleicht musst Du Dich von einer anstrengenden Phase im Beruf erholen, oder Du willst einfach nur etwas fröhlicher werden. Gartenarbeit ist auch hervorragend geeignet, im Alter seine Fähigkeiten zu bewahren und lange gesund zu bleiben.

Wenn Du nicht gewohnt bist, in die Natur zu gehen, dann beginne mit einem täglichen Spaziergang in einen nahegelegenen Park. Die Kelten schätzten als Kultorte Lichtungen, wo sie Gottes Wirken besonders gut wahrnehmen konnten, wo das Herz sich weitete für das Wunderbare und Schöne. So ein Kultort kann ein physischer Ort sein, genauso aber auch eine besonders wichtige und innerliche Begegnung mit einem Menschen, einem Musikstück oder Kunsterlebnis, das Dich stark berührt. Ob Du nun gläubig bist oder nicht, Du findest sicher einen Platz, der Dich im Innersten anrührt, an dem Du Dich ganz eins mit Dir und der Natur fühlst. Für mich ist das ein Klippenvorsprung auf der Nordseite der Halbinsel Kullaberg, von dort kann ich aufs Meer hinausblicken. Auf meinem steinernen Stuhl dort bin ich unsichtbar für die Welt, und kann alles in mich aufnehmen, was über den Kieselstrand ans Ufer gespült wird – so wie vor tausenden von Jahren. Der mächtige Felsen füllt mich mit Energie. Dieser Ort schenkt mir Ruhe und Kraft. Wenn es sehr windig ist, stelle ich mich in den Wind, breite die Arme aus und schreie in den Wind. Kehre zu Deinem Kultplatz so oft zurück, wie Du kannst, sowohl im wirklichen Leben als auch in Deinen Gedanken.

Täglich in der Natur zu sein, besonders tagsüber, um das Tageslicht zu genießen, macht den großen Unterschied. Gehe in dem Tempo, das Du die Natur um Dich herum auch wahrnehmen kannst. Such Dir einen Baum oder Platz aus, den Du das ganze Jahr hindurch beobachtest. Notiere Dir die kleinen Veränderungen, die Dir auffallen. Mach es wie die Japaner, die hinausgehen, wenn die Kirschbäume blühen, und einfach einige Stunden unter den Bäumen sitzen. Sie genießen die kurze Blüte in vollen Zügen, indem sie einfach da sitzen und schauen. Wie oft bleibst Du stehen und bewunderst eine Blume länger als ein paar Sekunden?

Pflanze etwas in Deinem Garten, oder auch in Blumenkästen. Nimm Blumen, säe Samen für Gemüse aus, ziehe Ringelblumen oder Kartoffeln, einfach alles, auf was Du Lust hast. Versuche es einfach, Du wirst merken, wie viel Du zurückbekommst. Außerdem ist es gut, Erde zwischen den Fingern zu spüren. Auch andere Arbeiten wie Gießen, Schneiden, Düngen, Auslichten oder Umgraben sind wohltuend. Selten ist man so schön müde wie von Gartenarbeit! Etwas tun, auf das man sich ganz darauf konzentrieren muss, wie etwas aussähen, erlaubt dem Gehirn eine Ruhepause. Wenn Du den Samen in die Erde legst, ihn wässerst und darauf hoffst, dass er angeht, ist das eine vollkommen stressfreie Arbeit. Buddelst Du den Samen wieder

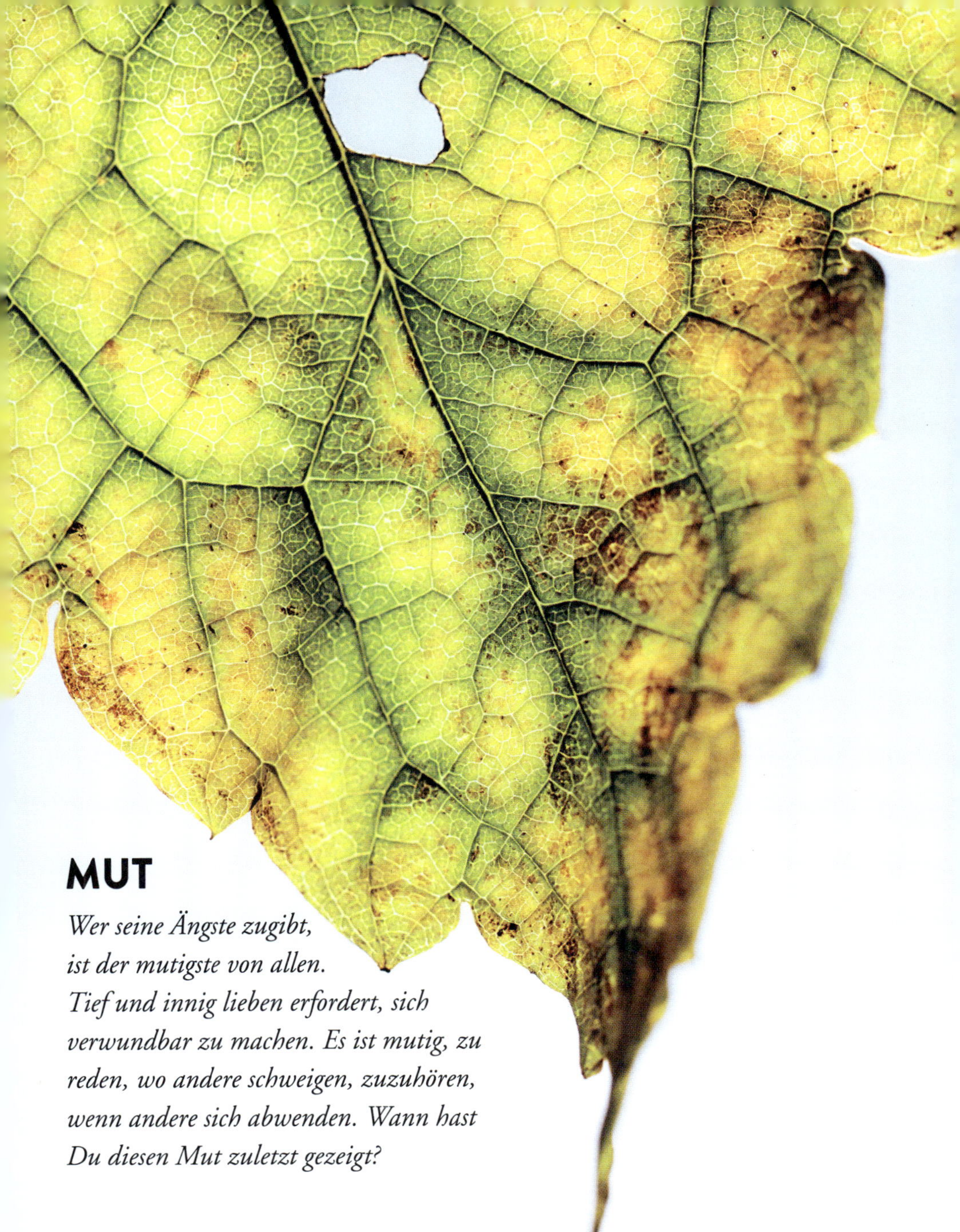

# MUT

*Wer seine Ängste zugibt,
ist der mutigste von allen.
Tief und innig lieben erfordert, sich
verwundbar zu machen. Es ist mutig, zu
reden, wo andere schweigen, zuzuhören,
wenn andere sich abwenden. Wann hast
Du diesen Mut zuletzt gezeigt?*

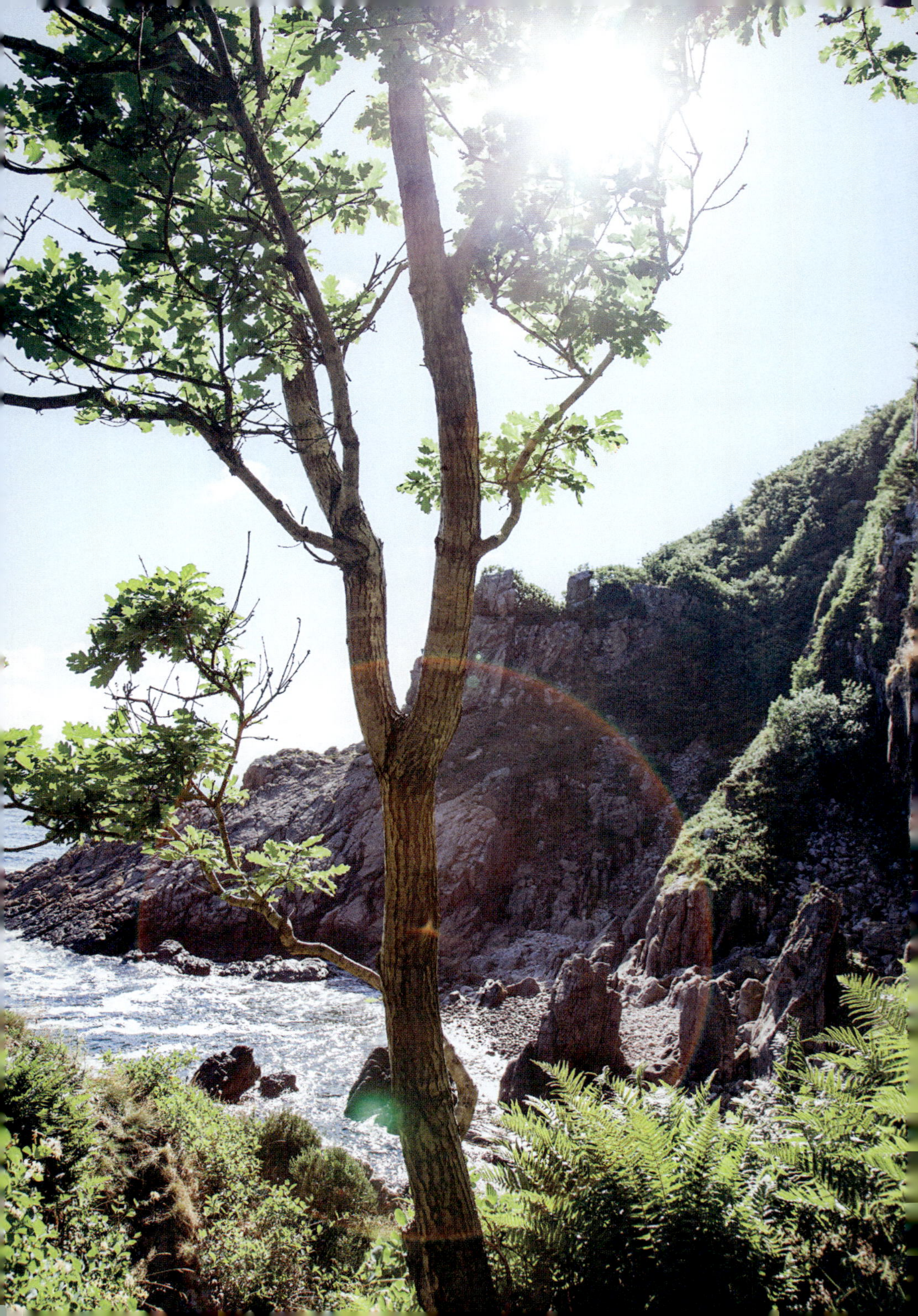

aus, um zu sehen, ob etwas passiert, unterbrichst Du den ganzen Prozess. Nur mit Geduld erlebst Du, wie der Keim durch die Erde bricht und sich nach der Sonne ausrichtet, siehst, wie die Blätter sich im ersten Frost zusammenrollen und danach umso kräftiger wachsen. Ähnlich ist es mit uns, manchmal müssen wir in uns gehen, um mit neuen Gedanken zurückzukehren. Unterschätze nicht den symbolischen Wert der Natur. Pflück eine Blume, nimm einen Stein oder eine Frucht – etwas, das zur Stimmung dieses Tages passt. Überlege, warum Du gerade diesen Stein oder diese Pflanze ausgesucht hast. Bist Du froh, traurig oder einsam? Kannst Du nur an die Arbeit denken, oder denkst Du voller Hoffnung an morgen? Mach es Dir zur Angewohnheit, jeden Tag etwas in der Natur zu pflücken und beobachte, wie Deine Wahl sich über die Wochen und Monaten verändert.

Lass den Garten einen Ort sein, an dem Du Deiner Kreativität freien Lauf lässt. Lege Beete an, pflanze etwas in Töpfe und Krüge, in verschiedenen Farben, als würdest Du mit Blumen malen. Du kannst bei immergrünen Gewächsen einen Formschnitt machen, uralte Gegenstände als Pflanzgefäße oder Schmuck nutzen, Wege anlegen und Pflanzkisten bauen. Draußen kannst Du spielen, ohne dass es albern wirkt. Klettere einfach auf einen Baum, balanciere auf Steinen durchs Wasser,

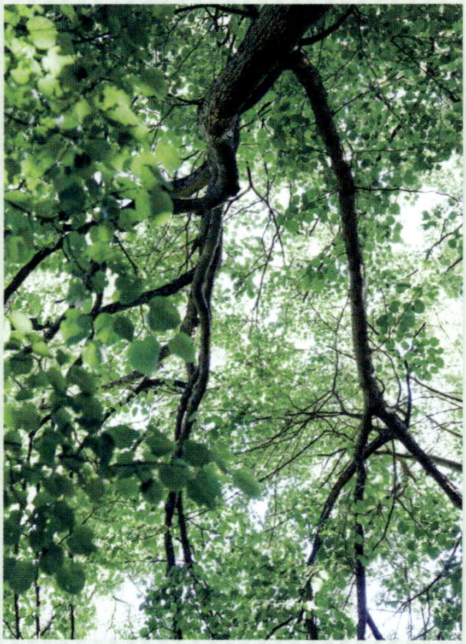

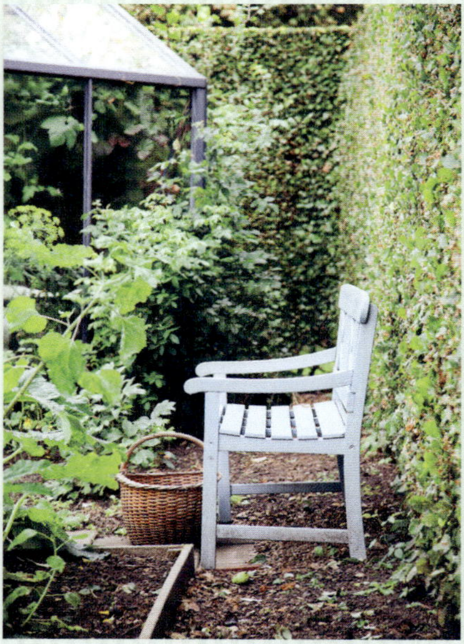

## ÜBUNG: DIE SINNE WEITEN

Du hörst, aber hörst Du wirklich zu? Sich auf einen Sinn zu konzentrieren schärft die Wahrnehmung und ist ein nachhaltiges Erlebnis. Geh hinaus in den Park, den Wald oder den Garten – oder öffne ein Fenster zum Garten hin. Werde ganz still und lausche einfach. Schließ die Augen, wenn Du willst. Beim nächsten Mal kannst Du Dich auf einen anderen Deiner fünf Sinne konzentrieren.

*Lausche in alle Himmelsrichtungen. Welche Geräusche hörst Du?*

*Welches Geräusch irritiert Dich? Konzentriere Dich so lange auf das störende Geräusch, bis es kein Problem mehr ist.*

*Welche Geräusche magst Du am liebsten? Aus welcher Richtung kommt es? Bleib stehen und konzentriere Dich darauf.*

*Geh langsam nach Hause und beobachte, ob Du andere Geräusche als auf dem Hinweg hörst.*

schau Dir Pflanzen durch eine Lupe ganz genau an. Wie sehen die Blütenstempel genau aus? Welches Getier findest Du unter Steinen? Lade ein Kind ein, die Natur mit Dir zusammen zu entdecken. Der Natur begegnen wie ein Kind, für das alles neu und aufregend ist, kann vielleicht die fast vergessene Fünfjährige in Dir wieder zum Vorschein bringen. Sei so neugierig und erstaunt, als würdest Du alles zum ersten Mal sehen, und eine neue Welt öffnet sich.

Wenn es Dir richtig schlecht geht oder es schwierig ist, raus ins Grüne zu kommen, pflanze etwas auf Deinem Balkon oder stell Dir einige Pflanzen auf die Fensterbank. Sieh die Möglichkeiten, nicht die Probleme und Begrenzungen. Wenn Du Schmerzen hast, nimm eine Schmerztablette und geh raus – das ist besser, als sich drinnen zu vergraben. Oder öffne die Haustür, setz dich auf einen Hocker und atme die frische Luft tief ein.

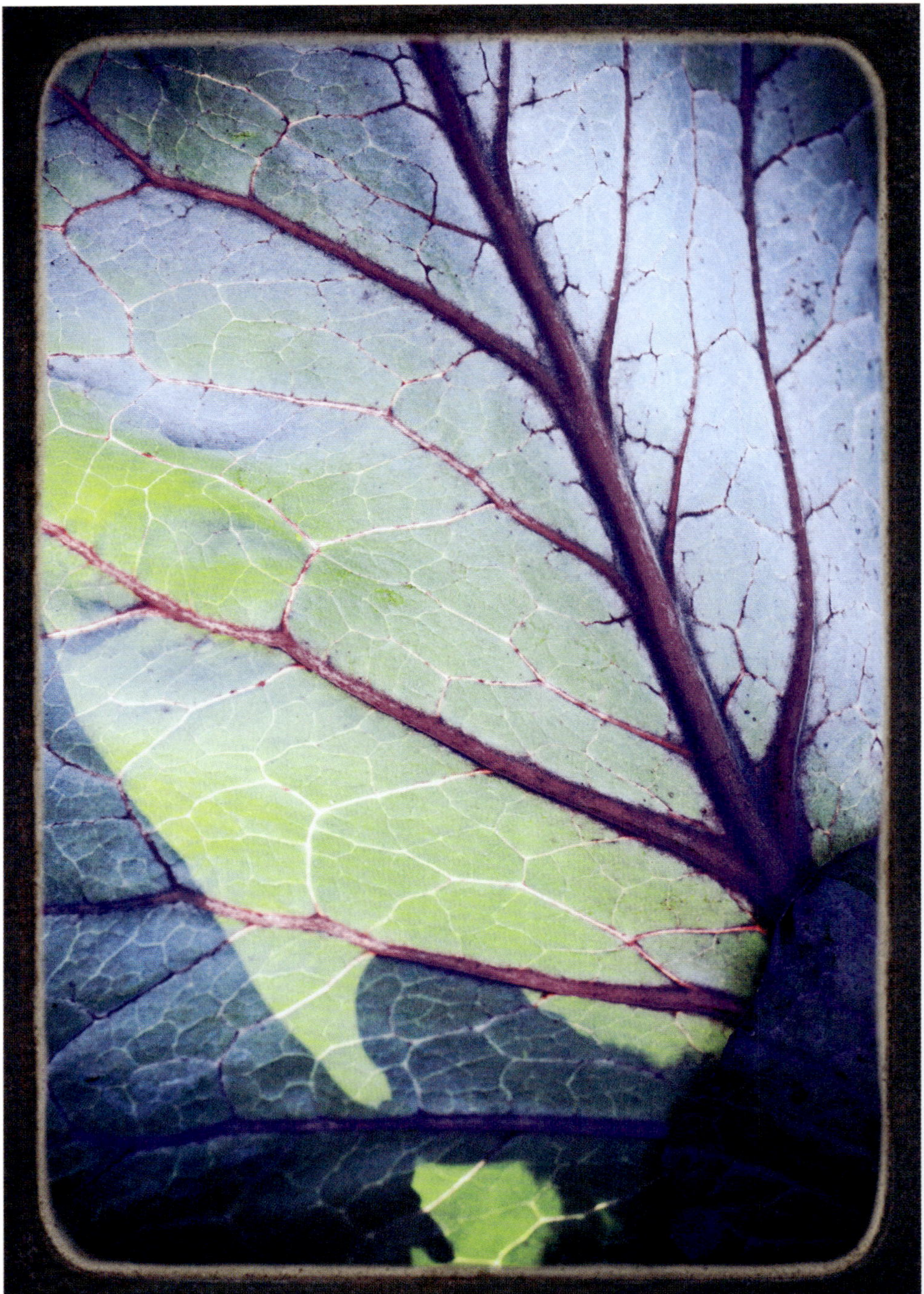

# Grünes Essen

Sein eigenes Essen zu ziehen, macht gute Laune. Ich bin immer froh und stolz, wenn ich rote Bete aus der Pflanzkiste ziehe oder meine Freunde zu gegrilltem, selbstgezogenen Fenchel einlade. Vielleicht ist das in unsere Gene eingebrannt, Pflanzen zu ziehen und deren Ertrag mit anderen zu teilen. Die Menschheit hat als Jäger und Sammler begonnen. Wenn Du an einem heißen Julitag einen Korb mit Essbarem füllst, ist auch das Jagen und Sammeln. Reichtum besteht eben nicht nur in Euro und Cent, Reichtum sind auch Johannisbeeren in der Hafergrütze oder eine selbstgemachte Chilisauce. In seinem Buch *Skymmningssång in Kalahari* („Dämmerung in der Kalahari“) beschreibt Lasse Berg, dass der Beutel das Werkzeug war, der die Grundlage für Wohlstand legte. So konnten die Sammler Dinge mit nachhause nehmen und mit ihrer Gruppe teilen. Der Beutel trug dazu bei, dass die Menschheit Kooperation und Mildtätigkeit entwickelte. Es fühlt sich gut an, etwas zu geben.

Ein Garten bietet mannigfaltige Möglichkeiten, sein eigenes, zudem biologisches, Essen zu züchten. Selbstversorger sein ist der Traum vieler, aber nicht ganz einfach zu erreichen. Wer das Ziel zu hoch setzt, scheitert vielleicht am eigenen Ehrgeiz. Beginne lieber im kleineren Umfang und probiere aus, ob Du Zeit hast und es Dir Spaß macht. Auch ein ganz kleines Beet kann große Essensfreude bereiten! Wenn Du einen Garten hast, pflanze Obstbäume und Beerensträucher – viel Ausbeute für relativ wenig Arbeit. Frische Kräuter in Blumentöpfen auf dem Balkon oder am Küchenfenster verleihen dem Mittagessen das gewisse Extra. Wenn Du Lust auf noch mehr Grün hast und Erde an den Fingern nicht scheust, sind im Garten schnell ein paar Pflanzkisten aufgestellt. Auch ein Stadtgarten verträgt Pflanzkisten. Wie überhaupt inzwischen in vielen Städten Gemüse angebaut werden kann – informiere Dich beim Projekt „Essbare Stadt" über die Möglichkeiten in Deiner Stadt. Füll die Pflanzkisten mit Aussaat-Erde, kaufe ein paar Pflanztüten und fang an – es ist nicht schwerer, denn Du lernst, wie es geht, während Du es machst.

Wenn Du keine Gelegenheit oder Lust hast, selber etwas anzupflanzen, dann kaufe Gemüse auf dem Markt oder in Dei-

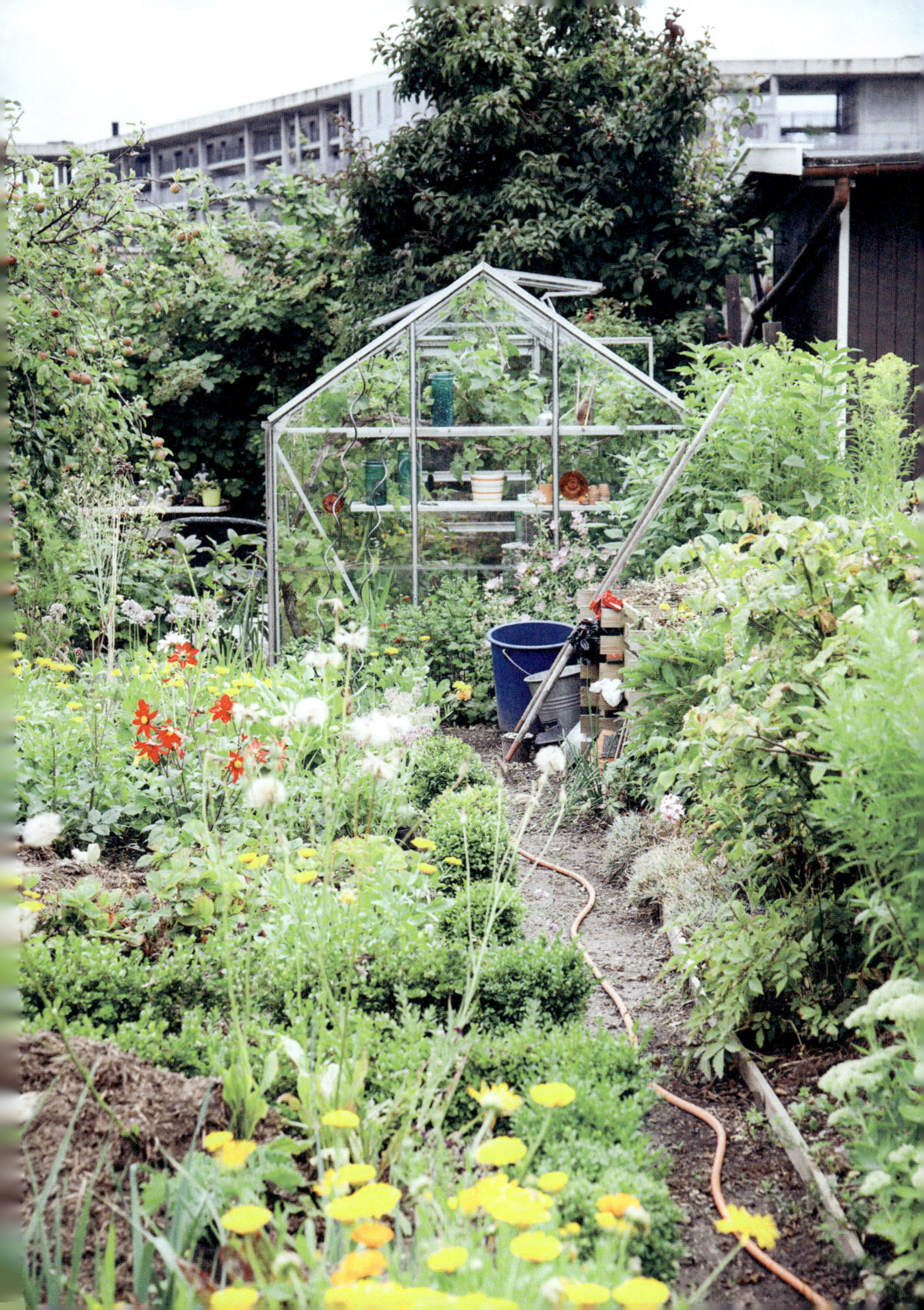

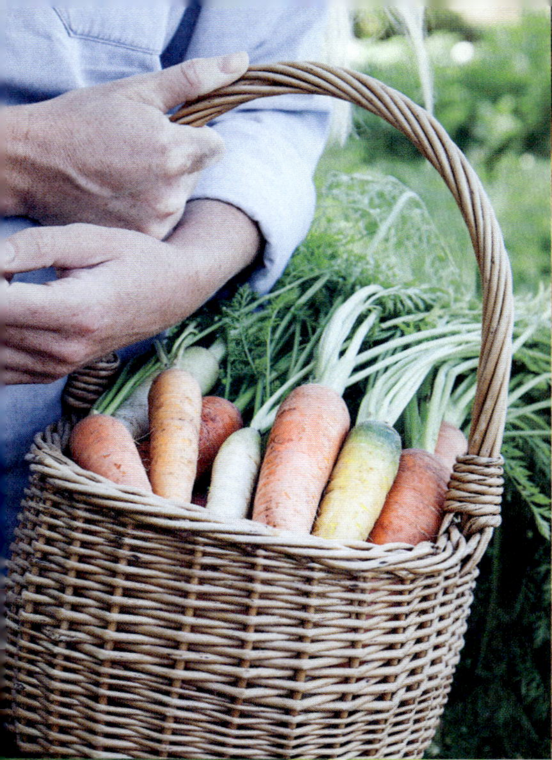
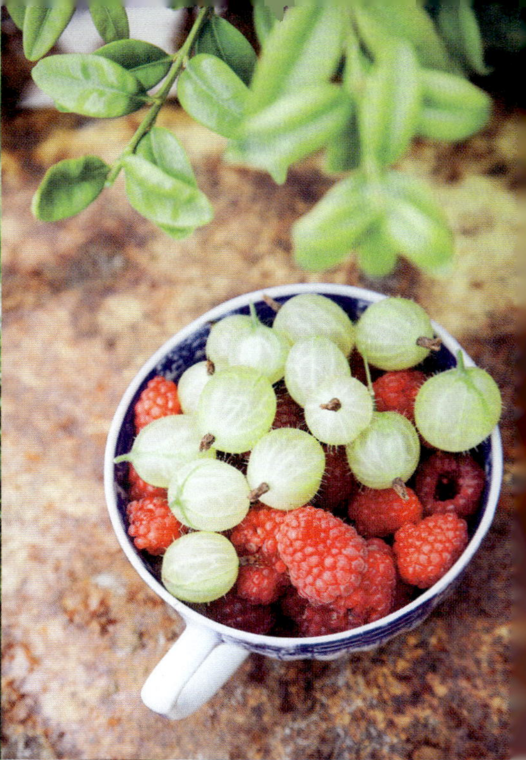
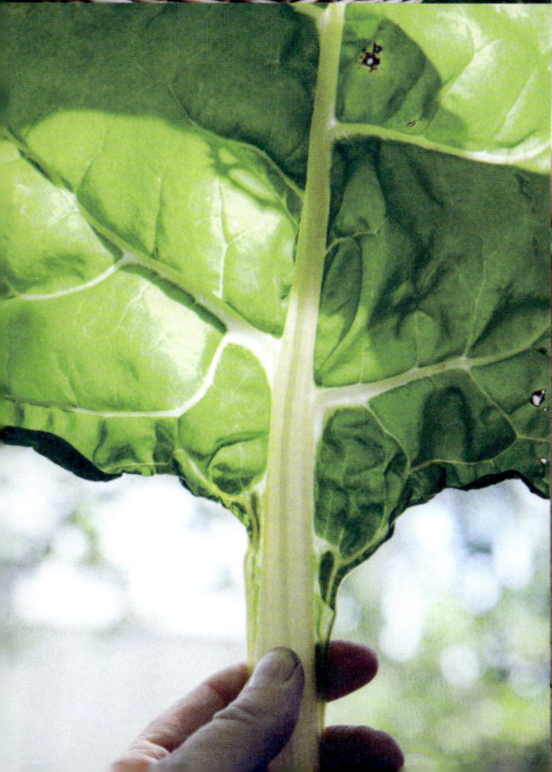
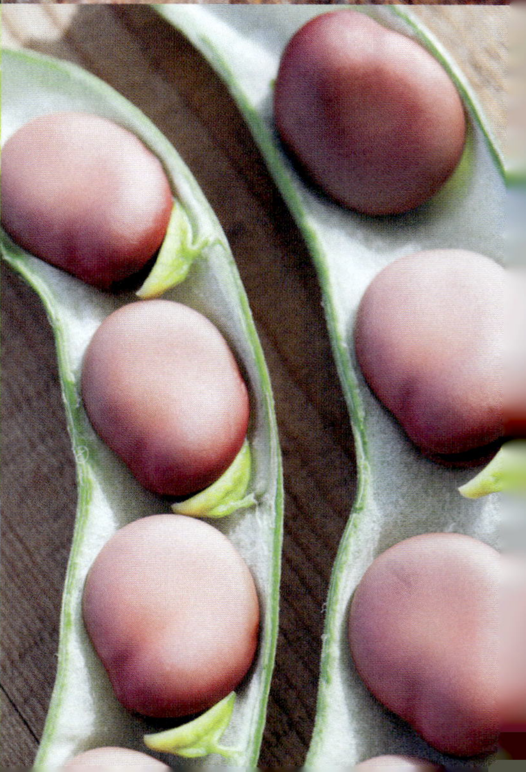

nem Lieblingsgemüseladen – so oft es geht biologisch angebaut. Kaufe lieber weniger und öfter ein, das ergibt weniger Abfall.

## *Die Speisekammer der Natur*

Die Natur bietet viele Speisen – natürlich und umsonst. Vor einigen Generationen war es üblich, dass Familien Wald besaßen und dort Pilze und Beeren pflückten, um die heimische Speisekammer für den Winter zu füllen. In Deutschland ist es erlaubt, für den privaten Gebrauch zu sammeln, also so viel, wie man für eine Mahlzeit benötigt. Bei größeren Mengen benötigt man die Genehmigung der Unteren Naturschutzbehörde. Sie informiert auch darüber, ob ein Wald öffentlich oder Privatbesitz ist, das Recht des Waldbesitzers ist in jedem Fall zu beachten. Immer gilt: Verhalte Dich rücksichtsvoll im Wald. Reiße Pilze nicht einfach aus, sondern schneide sie ab. Zerstöre nichts. Beachte immer, ob es sich um geschützte Pflanzen handelt. Sammle nur, was Du auch kennst! Gewerbsmäßiges Sammeln ist verboten und kann saftige Geldbußen zur Folge haben.

Geh mit offenen Augen durch die Natur und schaue, wo und ob Du Anzeichen von Essbarem findest. Zu Beginn des Frühlings, im Sommer und im Herbst ist das Angebot am größten. Koche einmal eine Hagebuttensuppe aus echten Hagebutten, eine echte Delikatesse! Es gibt viel mehr, als Du vermutest, aber sei immer aufmerksam. Giftige Beeren und Pilze sollten sich nicht in Deinem Korb befinden.

Manches sogenannte Unkraut hat großartige Eigenschaften, Brennnessel z.B., aber auch Löwenzahn, Ackerschachtelhalm und Giersch. Nesseln enthalten Eisen, das ist gut gegen Blutarmut. Löwenzahn steckt voller Bitterstoffe, das fördert die Verdauung. Der Ackerschachtelhalm enthält Silizium, was gut für die Haut, Haare und das Immunsystem ist, und Giersch steckt voller nützlicher Minerale. Ich habe sie daher Gutkraut statt Unkraut getauft und versuche daran zu denken, auf meinen Spaziergängen immer ein Messer und einen Beutel dabei zu haben.

Mädesüß, Goldrute, Kamille, Engelwurz, Weidenröschen, Mutterkraut und Schafgarbe sind weitere, nützliche Gewächse, die an vielen Orten wachsen. Die Gutkräuter sind oft zweifach verwertbar. Nesselwasser z.B. nutze ich als Dünger, und Ackerschachtelhalm gegen Pilzinfektionen bei ganz unterschiedlichen Gewächsen. Nesseln müssen nur einige Tage in einem Eimer mit Wasser angesetzt werden, Ackerschachtelhalm kochst du ab und lässt ihn abkühlen.

## *Wenn wir Sonne essen könnten*

Was brauchen wir Menschen, um in den 80 oder 90 Jahren, die wir leben werden, sowohl körperlich als auch seelisch gesund zu bleiben? Eigentlich kommt alle Energie, die wir brauchen, aus einer einzigen Quelle – der Sonne. Leider können wir die Sonnenenergie nicht einfach aufsaugen. Sie wird stattdessen in Pflanzen abgelegt, die mittels Photosynthese Sonnenenergie aufnehmen und in Kohlenhydrate, Fette und Proteine umwandeln. Außer diesen drei lebensnotwendigen Nahrungsbestandteilen benötigt unser Körper ausreichend Mineralien und Vitamine. Heutzutage ist das gar nicht so einfach, weil viele Lebensmittel weniger Nährstoffe enthalten als früher, weil z.B. auch Äcker oft ausgelaugt sind und ihnen Mineralien fehlen.

## *Stress setzt alles aufs Spiel*

Als ob es nicht schon schwierig genug wäre, all das zu tun, was gut für uns ist, wirkt Stress sich negativ auf Stoffwechsel, Verdauung und Essgewohnheiten aus. Essen zuzubereiten, kostet Zeit, in Ruhe essen auch, kauen ebenfalls – all das ist mindestens so wichtig wie das, was Du isst.

Wer über eine längere Zeit Stress hat, verändert allmählich seine Essgewohnheiten. Teils, weil das Gefühl von „keine Zeit" wächst, weil lieber Fertiggerichte gekauft werden, und weil das Verlangen nach Zucker, Salz und Fett wächst. Oft wird dann „on the go" gegessen oder am Schreibtisch, weil man immer in Eile ist. Daran festzuhalten, regelmäßig zu einer festen Zeit zu essen und sich für die Mahlzeiten Zeit zu nehmen, ist ein hervorragendes Mittel, die Stress-Spirale zu unterbrechen. Stehe lieber eine Viertelstunde früher morgens auf und nimm Dir Zeit fürs Frühstück. Im Sommer und Herbst beginne ich jeden Tag mit einem Rundgang durch meinen Garten, ich pflücke ein Handvoll Beeren, die dann ins Joghurt kommen. Das dauert keine 5 Minuten und schon habe ich eine Handvoll Erdbeeren, Trauben, Johannisbeeren – oder was der Morgen sonst für mich bereithält. Diese wenigen Minuten sind kostbar für meine Seele.

Schon früh am Morgen im Garten zu sein, weckt alle Sinne. Ein leises Lüftchen, das die Wangen liebkost, der Duft, der von der Erde aufsteigt, auch ein paar Regentropfen hier und da – all das versetzt Dich in eine positive Stimmung und Du weißt, Du bist eins mit der Natur. Du erlebst den Wechsel der Jahreszeiten ganz anders, es ist fast unmöglich, in diesen Augenblicken den Tag nicht zu genießen. Aufzustehen und

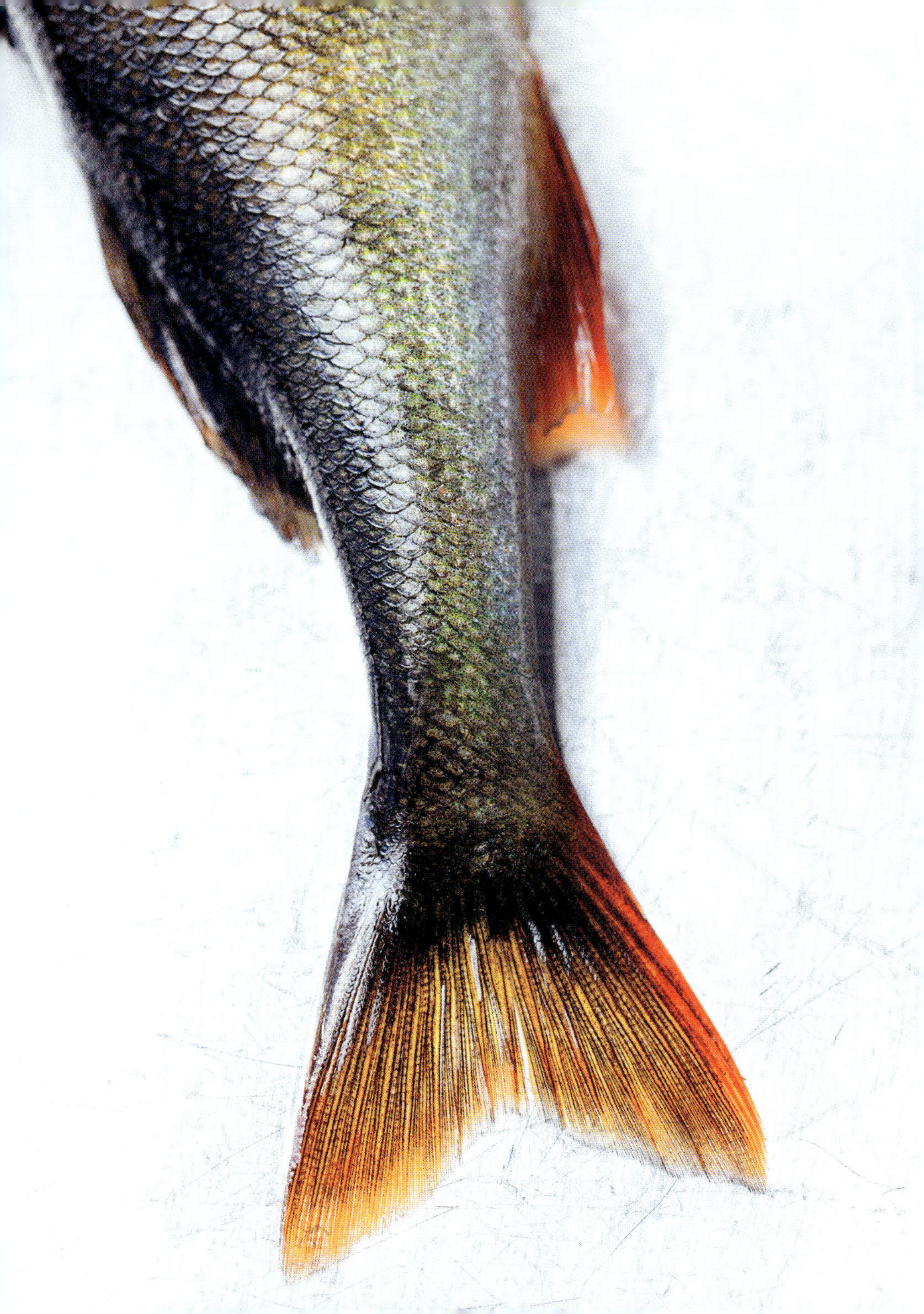

das Gesicht der Sonne zuzuwenden oder sich eine Stachelbeere zu mopsen, die gerade reif geworden ist, verleiht dem Tag eine ganz andere Grundstimmung, als wenn Du Kaffee und Butterbrot im Stehen runterschlingst. Wenn Du eine Terrasse oder ein Gewächshaus hast, kannst Du Dein Frühstück auch dort genießen – und lass' das Handy dabei im Haus liegen!
Im Winterhalbjahr hole ich mir abends immer Beeren aus der Tiefkühltruhe und lege sie zum Auftauen in den Kühlschrank. Morgens sind sie perfekt aufgetaut. Allein für diese Frühstücke solltest Du viele Beerensträucher im Garten haben. Das sind ausgesprochen pflegeleichte Gewächse, die Dir so viel geben, auch wenn Du keine Lust auf Einmachen oder Marmelade kochen hast. Du kannst die Beeren natürlich auch trocknen. Wenn Du Äpfel in dünne Scheiben schneidest und diese dann einige Stunden bei 50–70° im Backofen trocknest, werden daraus leckere Apfelchips – die perfekte Zwischenmahlzeit.

## *Ein paar Minuten auf dem Sofa*

Ein Sofa ist nicht nur der Platz für den sprichwörtlichen Faulpelz. Früher war es gang und gäbe, sich nach dem Essen eine Weile aufs Sofa zu legen und auszuruhen. Tatsächlich ist das Schläfchen nach dem Essen alles andere als eine schlechte Angewohnheit. Wenn wir hastig essen, schlecht kauen und das Essen runterschlingen, um uns etwas Wichtigerem zuzuwenden (Arbeit, Meetings, Sport), verschlechtert sich die Verdauung. Schon so etwas Geringfügiges wie ein Anruf auf dem Handy, während wir zur Kantine gehen, stört die Verdauung. Bauchschmerzen, Blähungen und Verstopfung können die Folge sein. Wenn Du beschließt, dass Du jetzt essen willst, oder wenn Dir vielleicht der verführerische Duft aus der Küche in die Nase steigt, beginnt der Körper damit, Speichel und Magensäure zu produzieren. Auch ein kurzer Moment, in dem Du abgelenkt wirst, signalisiert Deinem Körper, nein, jetzt gibt es nichts zu essen. Wenn Du Dich dann etwas später hinsetzt und isst, kann der Magen das nicht mehr so gut verarbeiten – und Du fühlst Dich schnell gebläht. Versuche daher immer, Deine Mahlzeit in eine ruhige Stunde zu verlegen, wenn Du Dich ganz und gar dem Essen widmen kannst.

Es ist eine alte und schöne Tradition, mit der Familie, mit Freunden oder Kollegen zu essen. Sich ums Feuer zu versammeln, um zu essen, dürfte eines der ältesten Rituale der Menschen sein. Es schweißt die Gemeinschaft zusammen und erhöht das Wir-Gefühl. Ich finde ja, dass nichts so gut schmeckt wie Essen, das man rund ums Feuer draußen in der Natur isst, sogar dann, wenn es nur ein angekokeltes Wienerwürstchen ist. Feuer machen und Essen zubereiten muss ein Urinstinkt in uns sein. Es geht nur, wenn man sich Zeit nimmt. Ich stecke die Wurst auf einen Spieß, drehe diesen immer wieder sacht über der Hitze, damit die Wurst gleichmäßig gebräunt wird, und sehne mich nach dem ersten Bissen. Dazu gehört auch, dass man hinterher noch beisammensitzt und mit einem Ast in der erlöschenden Glut stochert und in Ruhe isst. In unseren Alltag können wir diese Langsamkeit übertragen, indem wir langsam und regelmäßig essen. Lege das Besteck während der Mahlzeit mehrfach ab, nimm Dir Zeit zum Kauen, höre den Menschen, mit denen Du isst, zu. Nach einer Mahlzeit ist ein kleiner Spaziergang perfekt, genauso, sich ein Weilchen aufs Ohr zu legen – beides mit gutem Gewissen.

## *Wenn die Energie nachlässt*

Nachmittags sinkt unser Energielevel. Und dann kommt oft die Zuckergier. Die Signale des Nervus Vagus, der oft auch Magengehirn genannt wird, locken Dich in die Naschfalle. Bist Du wirklich hungrig, oder macht Dein Körper Dir etwas vor? Folge den Signalen nicht einfach blind, sondern bewerte sie, bevor Du etwas in den Mund steckst. Natürlich kannst Du Dir immer mal wieder etwas Ungesundes gönnen, aber das sollte nicht zur täglichen Angewohnheit werden. Wenn jeder Tag Festtag ist, wenn es immer eine Zimtschnecke zum Kaffee gibt, wenn immer Süßkram in der Tasche steckt und vor dem Fernseher Chips gegessen werden, ist das nicht mehr eine Sache von „nett zu sich selber sein", sondern eine schlechte Angewohnheit. Sie treibt den Blutzucker nach oben und lässt ihn genauso schnell wieder absinken, und letztlich macht sie Dich nicht munterer, sondern müde und antriebslos.

Suche Dir andere Belohnungen, um die Lust auf Zucker zu befriedigen. Obst, Beeren oder Nüsse sind gute Ersatzstoffe. Oft wird das Verlangen mit Durst verwechselt. Wasser mit Geschmack oder Kräutertee sind gute Durstlöscher. Gib ein paar dünne Gurkenscheiben in einen Wasserkrug, und lass' diesen im Kühlschrank ziehen. Du kannst auch einen Zweig Eisenkraut ins Wasser geben und ziehen lassen. Für einen wärmenden Kräuter- oder Früchtetee nimmst Du Pfefferminze, etwas Ingwer oder getrocknete Pflaumen. Es geht darum, sich gute neue Angewohnheiten anzutrainieren, mit denen Du dich wohlfühlst und die Körper und Seele gut tun.

Das Abendessen ist für viele die einzige Gelegenheit, sich mit der Familie zusammen an den Tisch zu setzen. Sich zu

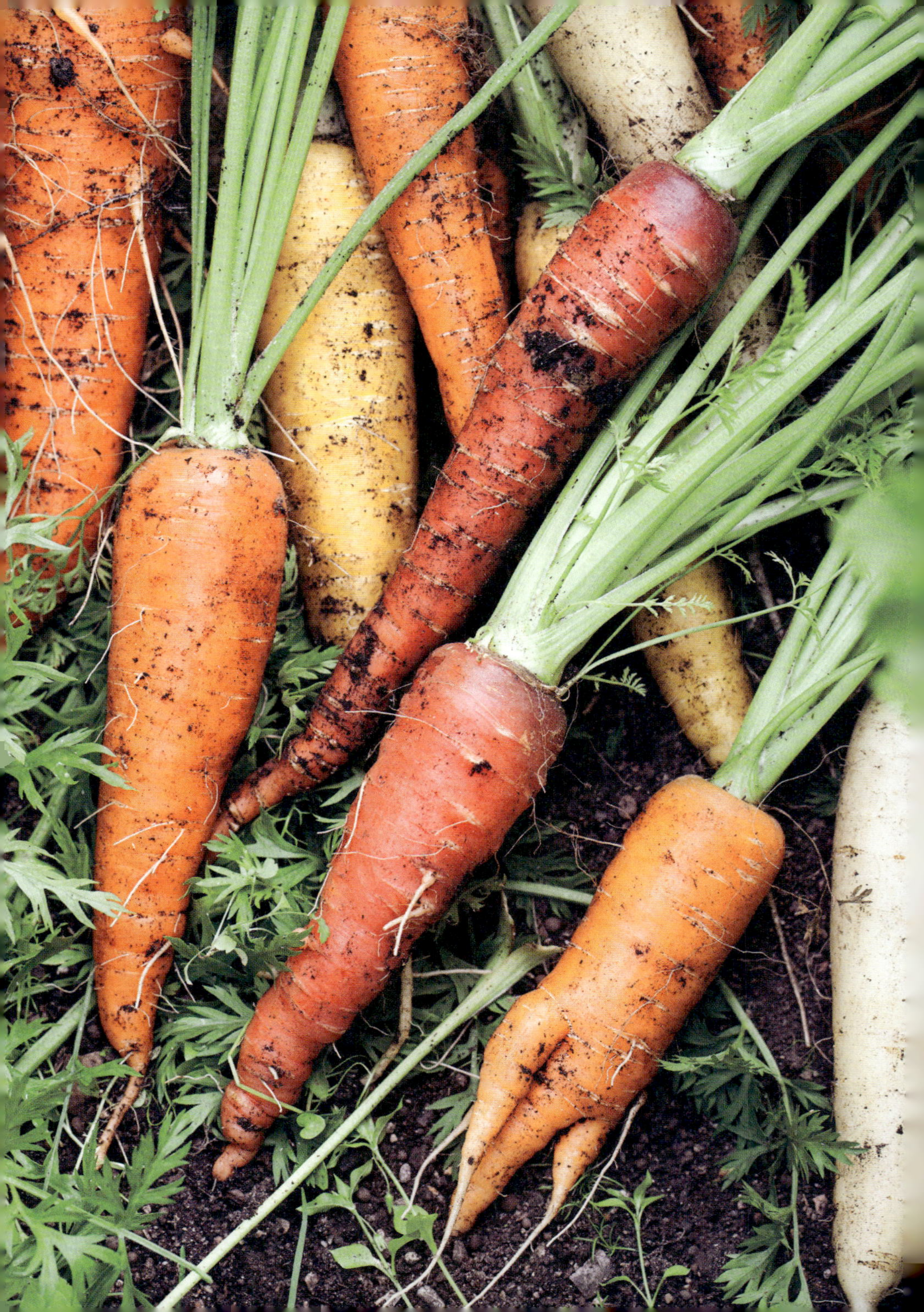

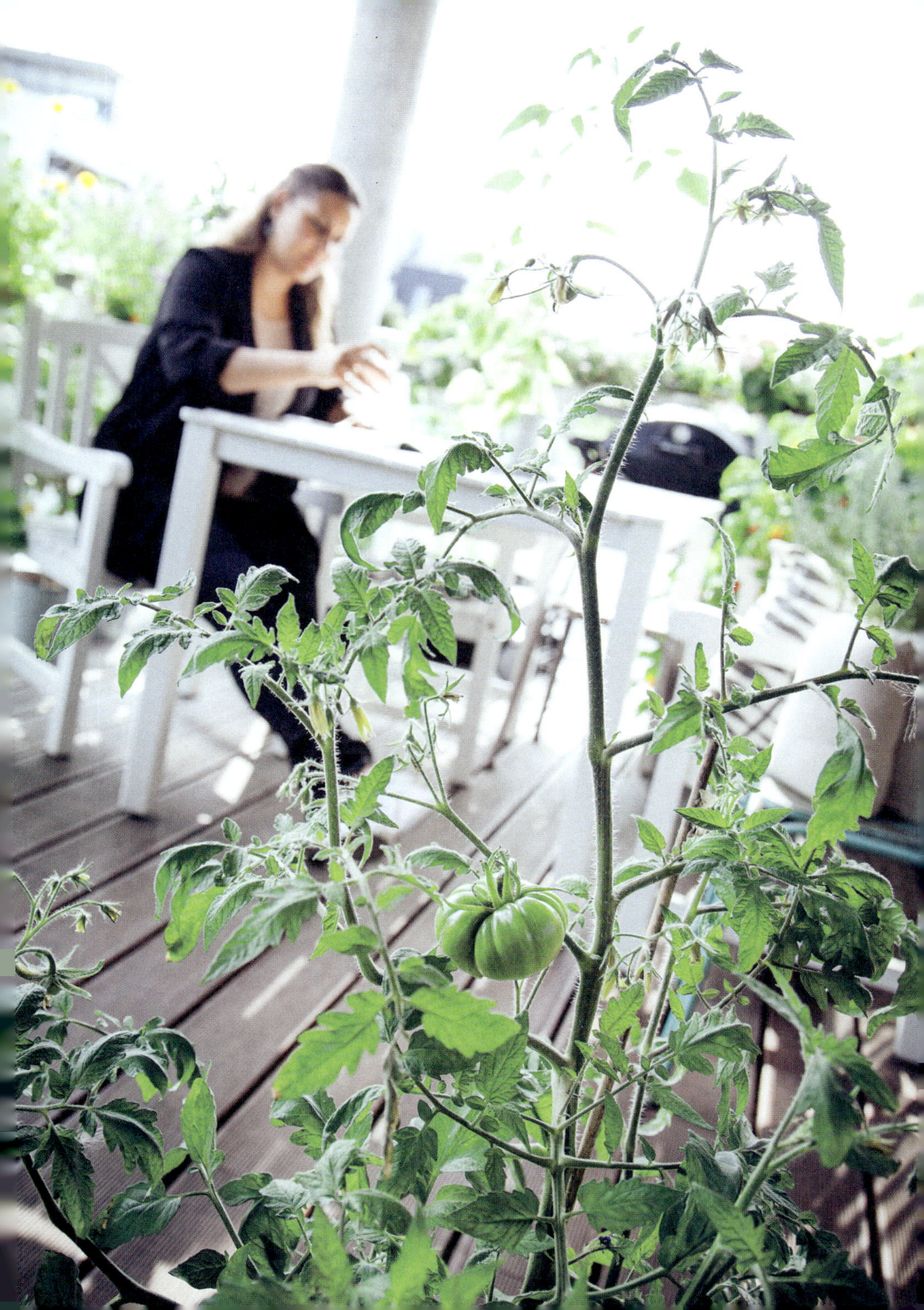

versammeln, den Tag Revue passieren zu lassen, ist wunderbar fürs Familienleben, und man merkt schnell, wie es den anderen jeweils geht. Es ist nicht ungewöhnlich, dass Kinder stressgeplagter Eltern auch Stress haben. Viele Teenager erleben in der Schule oder ihrem Umfeld Stress. Geh mit gutem Beispiel voran und sorge dafür, dass das Abendessen eine Pause im Alltagstrubel ist, in der man sich Zeit füreinander nimmt. Wichtiger, als was auf dem Teller liegt, ist es, sich in dieser kostbaren Stunde Zeit für Nähe zu nehmen. Iss abends immer zur selben Zeit – auch, wenn Du allein lebst. Decke den Tisch und iss in Ruhe und Frieden, sodass Du auch merkst, wie Dein Essen duftet und schmeckt.

## *Draußen essen – schön!*

Im Sommer essen wir gern draußen, auf der Terrasse oder dem Balkon, im Garten, vielleicht auch bei einem Picknick im Grünen. Irgendetwas verlockt uns dazu, draußen unter freiem Himmel zu essen. Vielleicht erleben wir dabei noch Reste des Lagerfeuer-Gefühls unserer Vorfahren. Bleibt nach dem Essen einfach etwas länger draußen. Beobachte die Vögel am Himmel, genieße das langsame Hereinbrechen der Dunkelheit.

Vielleicht siehst Du Fledermäuse auf der Jagd nach Insekten? Hast Du gesehen, wie gelbe Blumen in dem kurzen Moment, bevor es stockdunkel wird, besonders schimmern? Wenn die Tage zu dunkel und zu kalt sind, um draußen zu essen, kannst Du ein wenig von diesem Gefühl erleben, wenn Du am Fenster isst oder im Schein einer Kerze.

Wie Dein Morgenritual, bei dem Du Beeren oder Obst pflückst, kannst Du auch ein Abendritual entwickeln und für das Abendessen etwas Essbares pflücken. Im zeitigen Frühjahr findet man die ersten Brennnesseln, klitzekleine Löwenzähne in der Wiese und vielleicht auch etwas Giersch in einer Ecke. Jetzt sind die Blätter noch klein und weich, man kann einen leckeren Salat daraus zubereiten. Denk dran, Brennnesseln müssen dafür kleingehackt und gekocht werden. Es ist die einfachste Sache von der Welt, eine Pflanzkiste mit unterschiedlichen Salatsorten, Rucola oder Spinat direkt vor der Tür zu haben. Zwischen dem traurigen Eisbergsalat oder Chinakohl im Supermarkt und den guten Salatsorten, die Du selber ziehst, ist ein Riesenunterschied.

Der Trick besteht darin, sehr früh auszusäen. Salatsamen mögen es nicht, wenn die Erde wärmer als 20 °C ist, dann wachsen sie schlechter, und mitten im Sommer schmecken die Blätter oft bitter. Ende Juli solltest Du erneut Salatsamen aussäen, die Du dann im September ernten kannst. Du kannst auch geringere Mengen an Grünzeug drinnen ziehen, dafür eignen sich Sonnenblumensprossen, Blattsalat und Sprossen. Im Gartenfachhandel gibt bereits fertige Anzuchtkisten, aber es geht genauso gut mit einer alten Plastikwanne, achte nur darauf, dass sie unten ein Loch hat, damit das Gießwasser auch abfließen kann, sonst faulen die Pflanzen zu schnell. Vergiss nicht, dass die Pflanzen im Winter extra Licht brauchen.

Klassische Gewürzkräuter wie Thymian, Oregano, Rosmarin und Basilikum stimulieren die Magensäfte und verbessern die Verdauung. Ein paar Kräutertöpfe auf dem Tisch zu haben, von denen man jederzeit und rasch etwas abschneidet, ist ein einfaches Mittel, um mehr Grün zu essen – und es geht einem damit auch besser. Kräuter enthalten viele Phytonzide und stärken so unser Immunsystem. Ganz zu schweigen davon, wie gut sie duften, wenn man sie abschneidet! Viele sind auch erprobte Heilkräuter. Johanneskraut ist ein gutes Mittel gegen Depressionen, Baldrian hilft gegen Schlafstörungen. Salbei wirkt Wunder gegen heftiges Schwitzen und bei Gedächtnisproblemen, Thymian hilft gegen Husten, Fenchel gegen Blähungen und schlechte Verdauung, Goldrute gegen Infektionen der Harnwege, Zitronenmelisse gegen innere Unruhe.

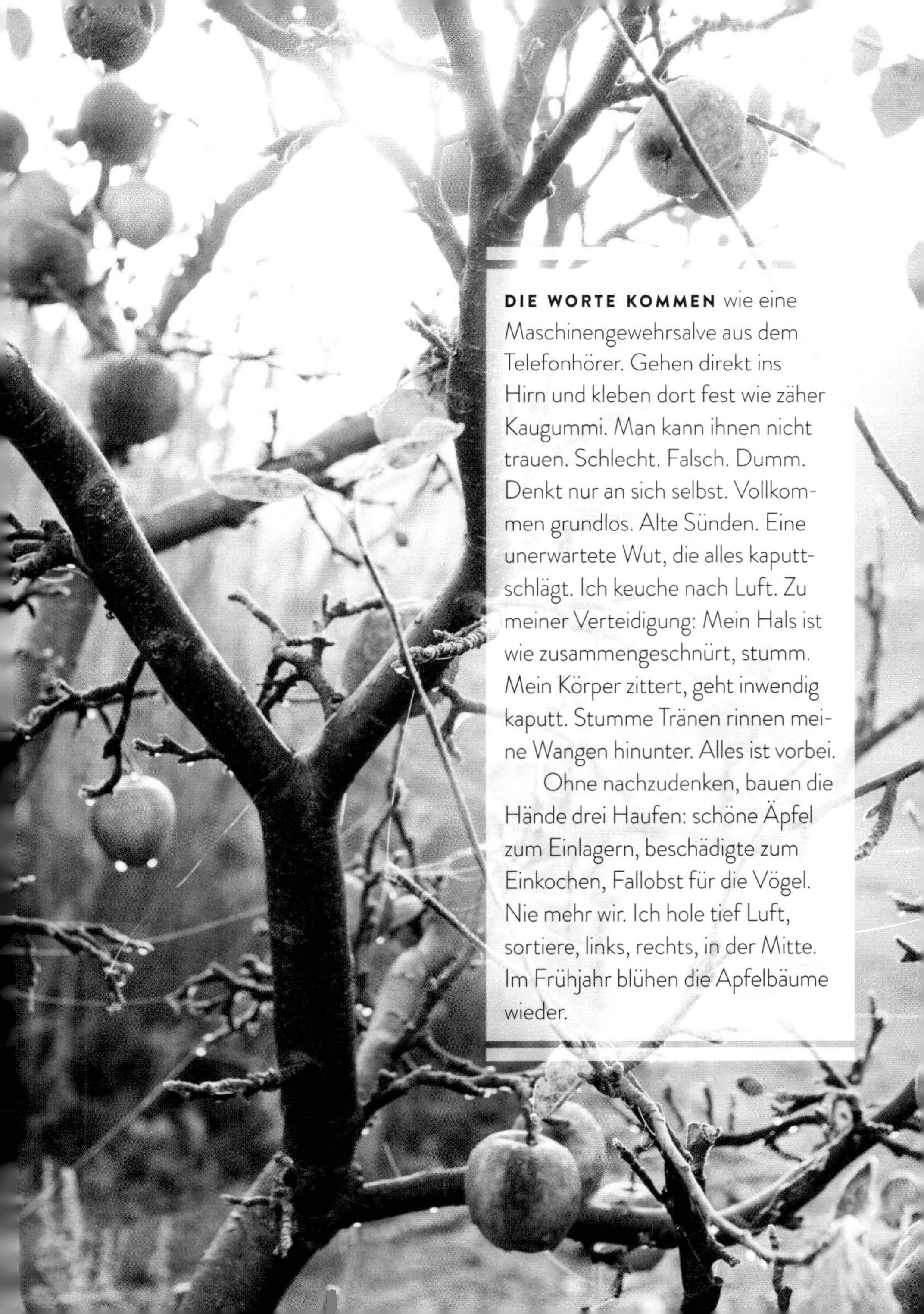

**DIE WORTE KOMMEN** wie eine Maschinengewehrsalve aus dem Telefonhörer. Gehen direkt ins Hirn und kleben dort fest wie zäher Kaugummi. Man kann ihnen nicht trauen. Schlecht. Falsch. Dumm. Denkt nur an sich selbst. Vollkommen grundlos. Alte Sünden. Eine unerwartete Wut, die alles kaputtschlägt. Ich keuche nach Luft. Zu meiner Verteidigung: Mein Hals ist wie zusammengeschnürt, stumm. Mein Körper zittert, geht inwendig kaputt. Stumme Tränen rinnen meine Wangen hinunter. Alles ist vorbei.

Ohne nachzudenken, bauen die Hände drei Haufen: schöne Äpfel zum Einlagern, beschädigte zum Einkochen, Fallobst für die Vögel. Nie mehr wir. Ich hole tief Luft, sortiere, links, rechts, in der Mitte. Im Frühjahr blühen die Apfelbäume wieder.

## *Lebenswichtige Bakterien*

Weiter vorn im Buch habe ich die guten Bakterien in der Erde mit denen in unserem Darm verglichen. Mit Hilfe von allem, was Du züchtest, kannst Du diese guten Bakterien bei guter Laune halten! Es ist 15 Jahre her, dass mein Schwiegervater Erik – er ist Arzt – mich zum Staunen brachte, weil er behauptete, der Körper bestehe nur aus Gehirn und Darm. Wir sind doch viel mehr als nur das? Aber je mehr ich über unseren Körper gelernt habe, desto mehr habe ich verstanden, wie recht er hatte. Ein funktionierendes Gehirn braucht einen funktionierenden Darm und umgekehrt. Überlege nur, wie sich Dein Kopf anfühlt, wenn Du unter Verstopfung leidest. Gedankenstau? Vermutlich. Der Zusammenhang zwischen Gesundheit und der Darmflora ist ein heiß diskutiertes Forschungsgebiet, es werden ständig neue Studien dazu veröffentlicht.

In unserem Magen- und Darmsystem sind ca. 1,5 kg Bakterien. Sie verarbeiten die Nahrung, sie verwalten einen Großteil unseres Immunsystems, indem sie gefährliche Eindringlinge unschädlich machen, sie transportieren Verunreinigungen und die Abfallprodukte des Körpers ab. Kommt der Körper mit Gift in Kontakt oder mit einseitiger Ernährung (oft nicht faserreich genug oder mit zu viel Zucker), mit Antibiotika oder Stress, gerät das Magen-Darm-System aus dem Gleichgewicht und ein Teil der guten Bakterien wird ausgeschieden. Dann nimmt der Körper die Nährstoffe schlechter auf und wir bekommen Magenprobleme. Dauert dieser Zustand an, kann das zu Entzündungen führen, die wiederum zu chronischen Kopfschmerzen, Allergien, Konzentrationsproblemen, Ekzemen und verschiedenen rheumatischen Krankheiten führen können. Womöglich stehen sogar Krankheiten wie eine Bipolare Störung, Demenz und ADHS mit einer schlechten Darmflora im Zusammenhang. Versuche an Mäusen haben gezeigt, dass eine schlechte Darmflora an die Kommenden Generationen vererbt werden kann.

Selbstgezogenes und nicht gespritztes Gemüse enthält Stoffe, die wie Probiotika wirken – im Gegensatz zu Antibiotika – sie stärken die Darmflora. Besonders wirkungsvoll ist die Milchsäurefermentation (milchsaures Einlegen), bei der Milchsäurebakterien die Hauptrolle spielen. Diese Technik des Haltbarmachens von Gemüse hat eine lange Tradition in vielen Kulturen. Nur biologisch gezogenes Gemüse eignet sich dafür, weil die Gifte sonst die Säurebakterien zerstören. Wenn der Geschmack Dir nicht behagt, probiere einmal milchsauer eingelegte Karotten oder rote Bete, die beide eine gewisse natürliche Süße haben. Milchsauer eingelegtes Gemüse vermischt mit

Knoblauch, Kürbis, Ingwer oder Chili schmeckt sowohl süß als auch scharf. Milchsauer einlegen ist nicht schwierig, wenn Du Dich einmal damit vertraut gemacht hast. Du brauchst nur geschnippeltes Gemüse, Salz und luftdichte Gefäße – den Rest erledigen die Milchsäurebakterien. Ein Esslöffel milchsaures Gemüse am Tag stimmt den Magen fröhlich und stärkt die Immunabwehr. Und eine wegen Stress, Krankheit, falscher Ernährung oder einer Behandlung mit Antibiotika angegriffene Darmflora wird so allmählich wiederhergestellt.

Für eine starke Darmflora ist wichtig, dass die Ernährung auch Präbiotika enthält. Präbiotika oder auch Ballaststoffe sind die unverdaulichen Bestandteile unserer Nahrung. Eines der verbreitetsten ist das Inulin, das z.B. in Chicorée, Zwiebeln oder Topinambur vorkommt. Wenn es dem Magen nicht gut geht, kann Inulin allerdings Blähungen verursachen, zu Beginn solltest Du daher nur geringe Mengen zu Dir nehmen. Wenn Du Deine Nahrung mit Ingwer, Kurkuma, schwarzem Pfeffer oder Kumin würzt, stärkst Du die Fähigkeit des Körpers, Nährstoffe aus der Nahrung zu ziehen.

## *Essen als Medizin*

Hippokrates sagte, „Lass Nahrung Deine Medizin sein und Medizin Deine Nahrung". Dass Nahrung der Weg zur Gesundheit ist, aber auch zu unseren innersten Gefühlen, wird klar, wenn Du jemandem vorschlägst, doch einfach anders zu essen. Was Du isst, ist Teil Deiner Persönlichkeit. Vielleicht bist Du Veganer oder schätzt das Intervall-Fasten? Die Auswahl des Essens kann politisch und von der Sorge um Umwelt oder Tiere getrieben sein.

Wie viel Fleisch man essen soll und was der Einfluss auf den Treibhauseffekt ist, verursacht regelmäßig hitzige Debatten, genauso auch die Frage, wie viel Fett Du essen sollst um gesund zu sein. Es ist ganz schön schwierig, sich an erprobte Verfahren und wissenschaftliche Fakten zu halten, wenn dauernd neue Befunde kommen. Jede Generation wächst mit ihrer eigenen Weisheit darüber auf, was nützlich ist. Im 21. Jahrhundert ist man viel stärker auf die Gesundheit fokussiert. Der Ausspruch „Du bist, was Du isst" ist ja nicht nur physisch gemeint, sondern meint auch einen Lebensstil. Es ist nicht so absonderlich, sich rund ums Essen schuldig oder verschämt zu fühlen, wenn Du gerade eine Tüte Gummibärchen „bist" oder ein Wurstbrot.

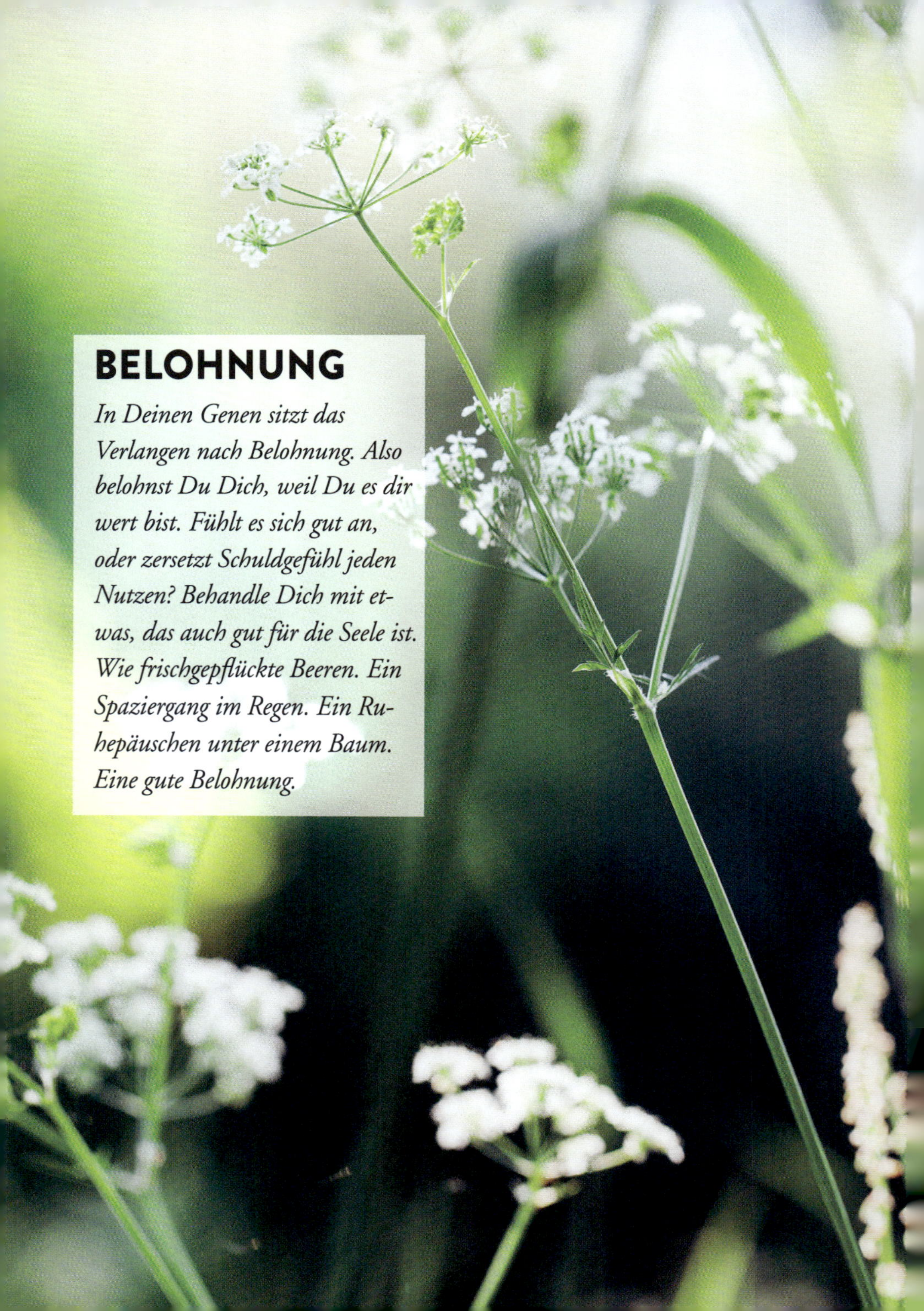

## BELOHNUNG

*In Deinen Genen sitzt das Verlangen nach Belohnung. Also belohnst Du Dich, weil Du es dir wert bist. Fühlt es sich gut an, oder zersetzt Schuldgefühl jeden Nutzen? Behandle Dich mit etwas, das auch gut für die Seele ist. Wie frischgepflückte Beeren. Ein Spaziergang im Regen. Ein Ruhepäuschen unter einem Baum. Eine gute Belohnung.*

Nach Jahren des Debattierens wirkt es, als ob die Experten sich zumindest darin einig sind, dass eine gesunde Ernährung aus viel Gemüse, Hülsenfrüchten und Beeren besteht, dass wir unseren Verbrauch an Weißmehl und Zucker reduzieren sollten und auf chemische Zusätze wie Süßungsmittel und Geschmacksverstärker oder Konservierungsmittel weitgehend verzichten sollten. Wer selber Gemüse zieht, kann dieser Empfehlung leichter folgen – und mehr Gemüse auf den Teller legen.

Das Schöne ist, dass Gemüse aus dem Garten Dir dabei helfen kann, Deine Ernährungsgewohnheiten neu zu ordnen und gleichzeitig Dein Stress-Level reduziert. Teils ist es die Beschäftigung an sich, denn sie verlangt Geduld und die Kunst, sich auf Säen, Jäten, Auslichten, Unkraut entfernen etc. zu konzentrieren. Die dafür nötige Zeit und das Engagement wirken wohltuend und beruhigend. Es ist schlicht und ergreifend unmöglich, von Radieschen gestresst zu sein oder das Wachstum der Roten Bete zu beschleunigen. Es braucht genau die Zeit, die es braucht. Und teils ist es das Ergebnis – all das gute, biologisch gezogene Gemüse, das es lustvoller und leichter macht, mehr Grün zu essen und somit eben auch gesünder zu leben. Ein Zitat, das immer mal wieder im Netz auftaucht, lautet: „Gardening is cheaper than therapy – and you get tomatoes.“ Im Garten arbeiten erspart Dir die Therapie, und zur Belohnung gibt es auch noch Tomaten.

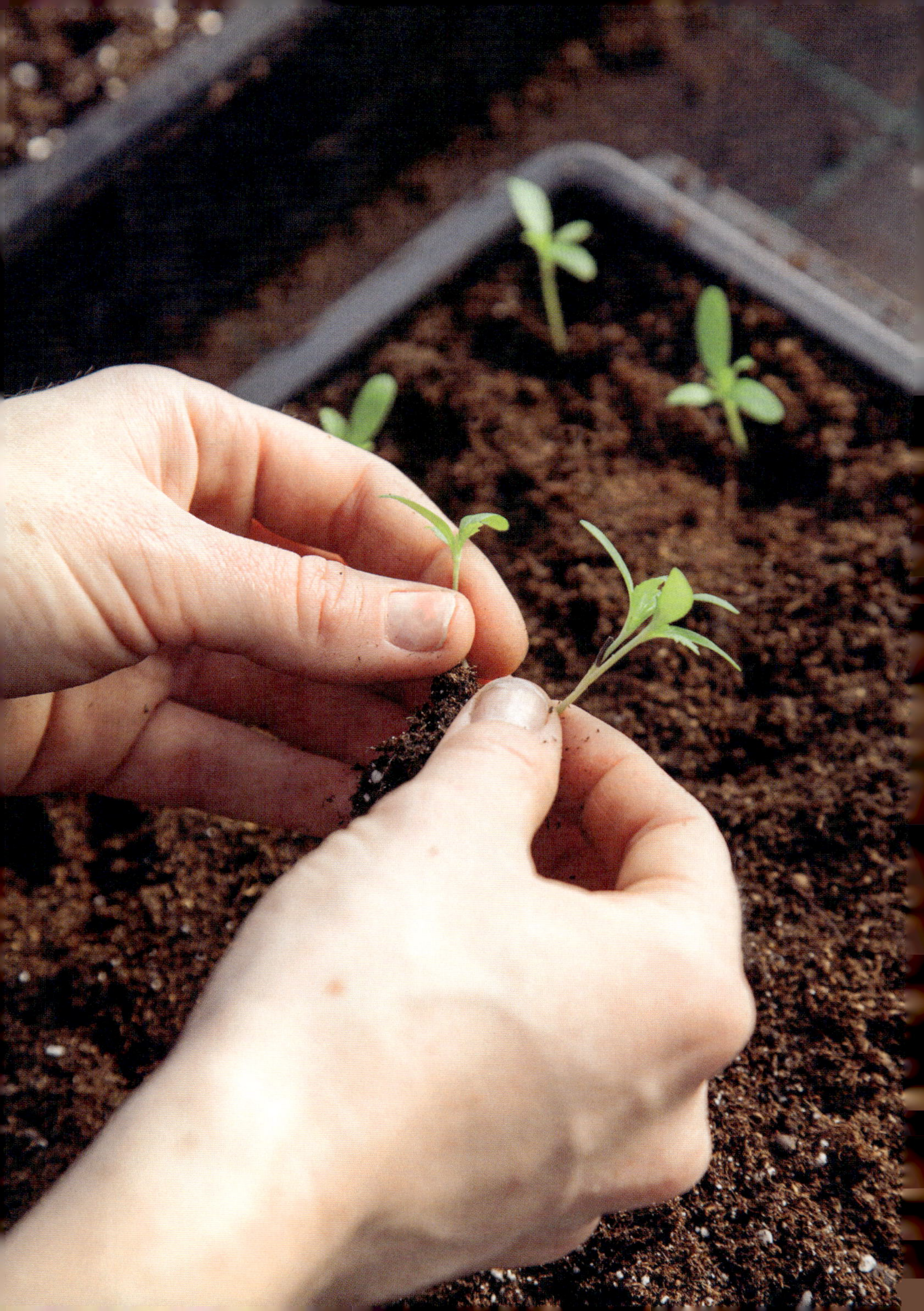

## ÜBUNG: AUSSAAT

Es ist eine wunderbare Erfahrung, Samen von Anfang an zu erleben. Steck ihn in die Erde, sieh, wie er wächst trinkt und austreibt, sodass er eines Tages geerntet werden kann. Du kommst der Natur näher und wirst Teil von ihr. Wundere Dich nicht, wenn Du auf einmal diejenige bist, die ihren Überfluss an Tomaten oder Kürbissen mit den Nachbarn teilt – sei stolz darauf. Als Faustregel gilt – im Haus nicht vor März mit der Aussaat beginnen.

*Und so machst Du es:*

*Besorge Dir Pflanzgefäße – kleine Blumentöpfe oder Margarineschachteln sind genauso geeignet wie eine Pflanzkiste – Samen und eine Tüte mit Aussaat-Erde.*

*Fülle die Gefäße zur Hälfte mit Erde und drücke sie leicht an, damit sich keine Lufträume bilden.*

*Sähe jetzt die Samen aus. Grobkörnige Samen mit je 2–4 in ein Gefäß (dann musst Du später nicht pikieren), feineres Saatgut in Schalen, damit Du später die kräftigsten Pflanzen auswählen kannst. Folge der Anleitung auf den Saatgut-Tütchen. Schreibe ein Namensschild.*

*Bedecke die Samen mit Erde und drücke sie mit der flachen Hand fest. Samen sollen mit soviel Erde bedeckt sein, wie sie groß sind. Lege nun ein Plastikfolie oder einen Deckel auf die Pflanzgefäße (täglich lüften).*

*Gieße, am besten von unten – so vermeidest Du, dass Du zu viel wässerst.*

*Stell Dein Saatgut in einen warmen Raum und achte darauf, dass es weder zu trocken noch zu nass wird.*

*Wenn die Keimlinge ca. 4 Blättchen ausgetrieben haben, setze einen nach dem anderen in größere Gefäße um.*

*Wenn kein Frostrisiko mehr besteht, können die Keimlinge nach draußen umziehen. Schütze sie in den ersten Tagen mit einem Tuch vor direkter Sonneneinwirkung, Regen, Kälte oder Wind.*

# Ruhe im Grünen

STILLE IST ein vom Aussterben bedrohter Zustand. Wir sind die ganze Zeit so davon besessen, viele Dinge zu erledigen, dass wir oft vergessen, Pausen zu machen. Erst wenn wir anhalten, kann das Gehirn sich wirklich ausruhen. Der Rhythmus der Natur ist ein guter Wegweiser. Der Tag ist aktiv, die Nacht zum Ausruhen da. Der Sommer ist zum Leben da, der Winter für den Winterschlaf. Die Natur hat also Perioden für aktiv und passiv. Auch wir Menschen brauchen einen solchen Rhythmus. Durch Pausen macht die Arbeit Spaß, Werktage machen Feste zu etwas Besonderem. Die Routinen, das Gewöhnliche an jedem Tag sind nicht nur die Basis für unser Leben, sondern ihr Kern.

Gut zu schlafen, ist eine Voraussetzung für Gesundheit. Schlafprobleme sind das häufigste und deutlichste Anzeichen

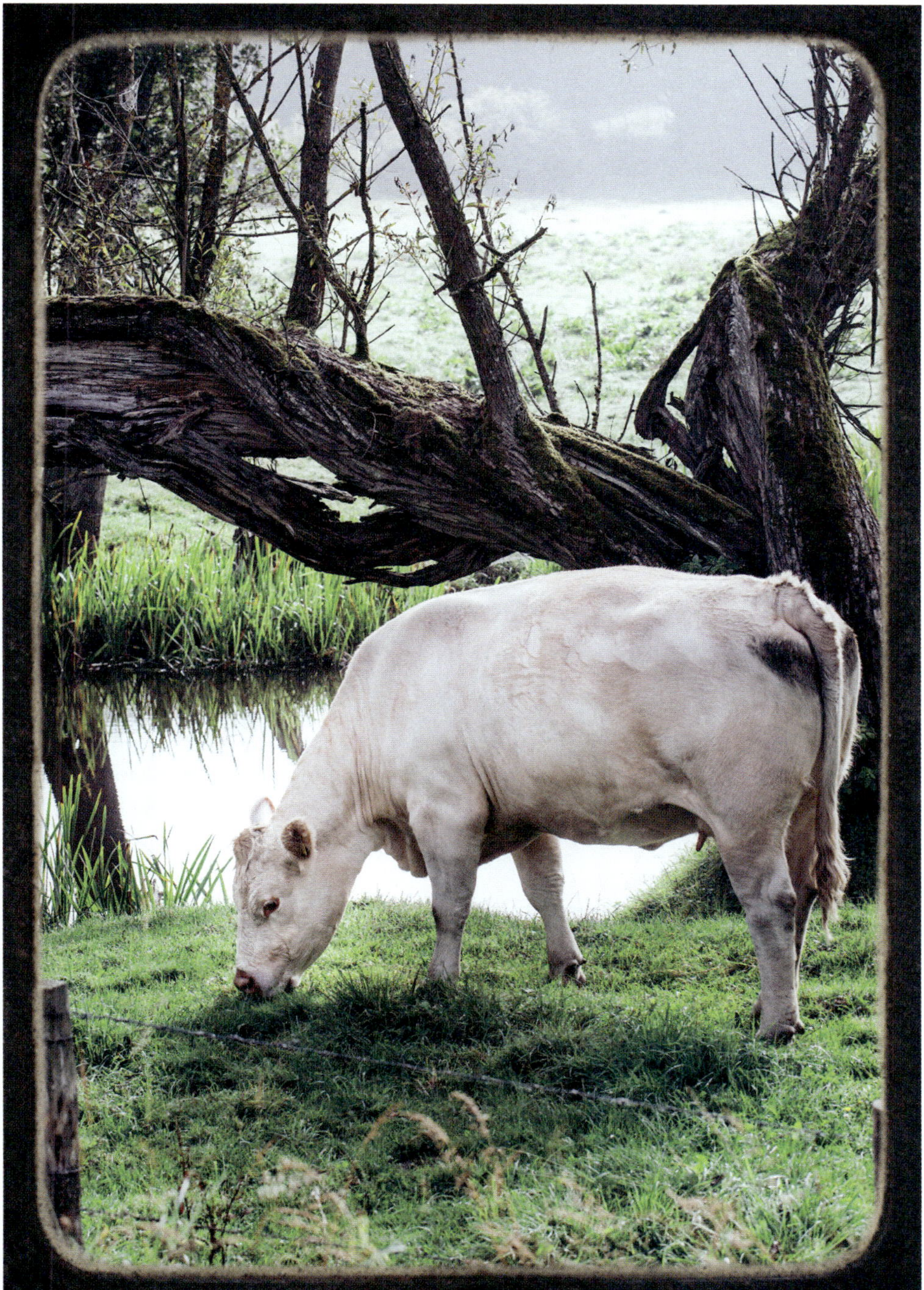

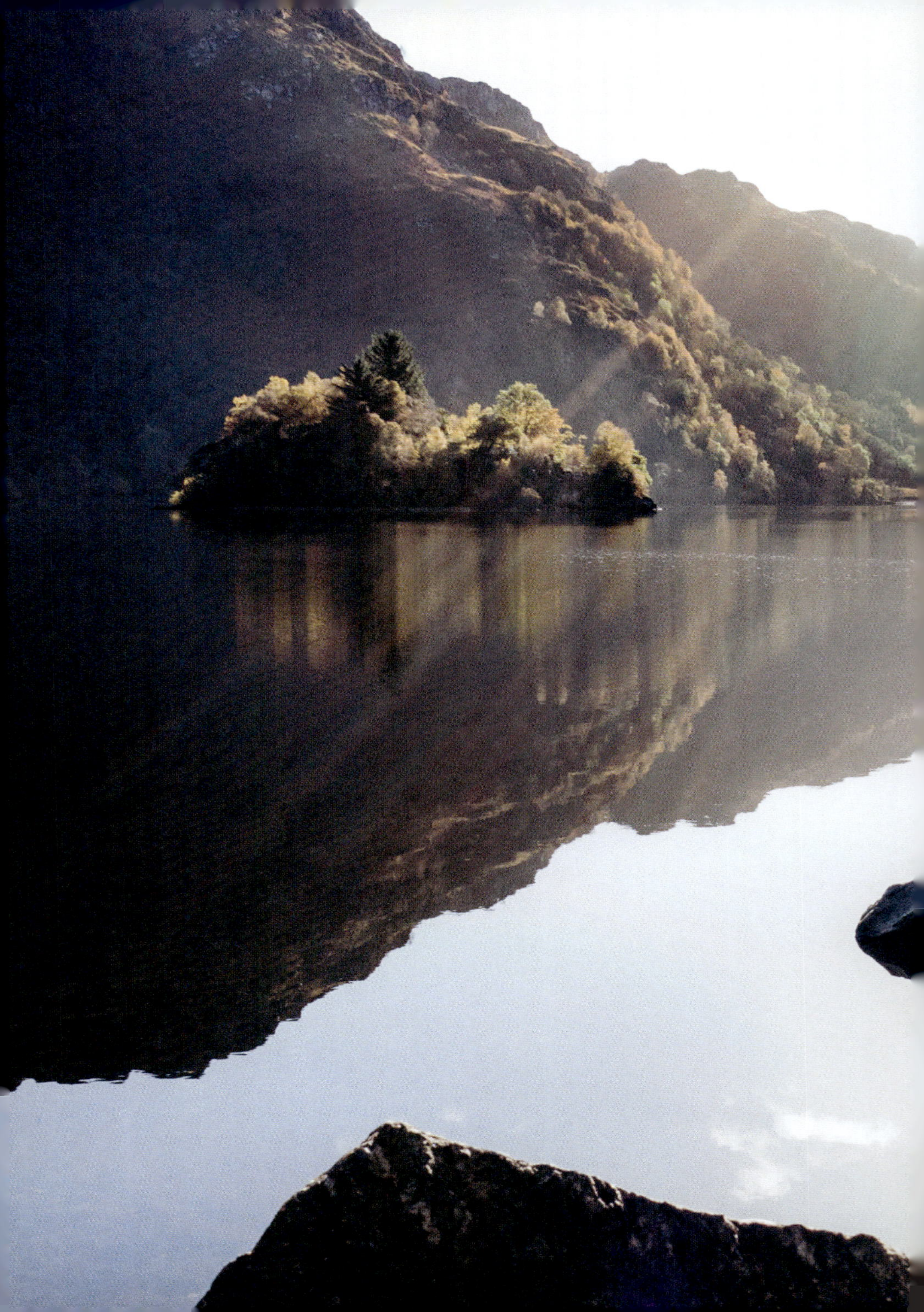

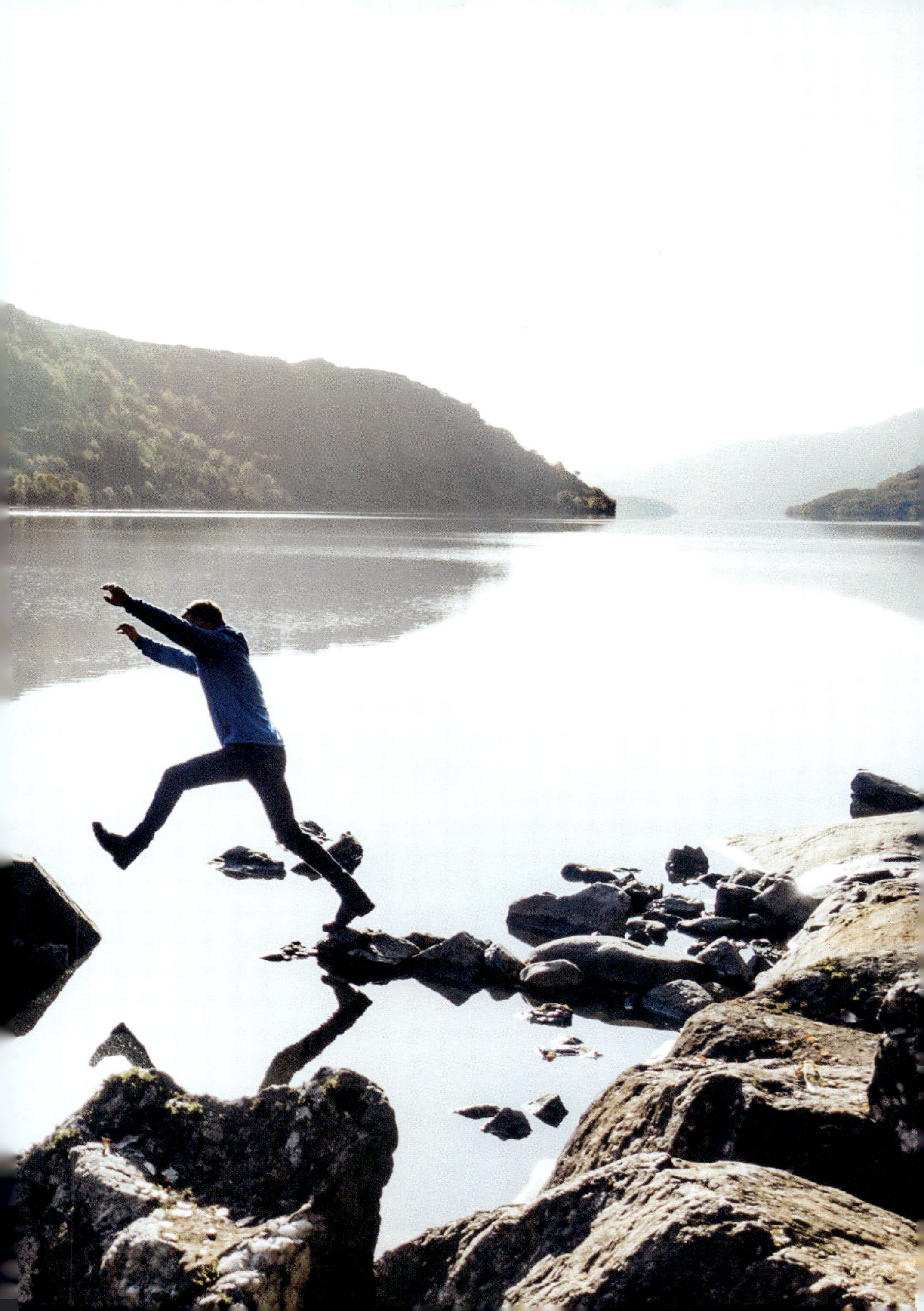

dafür, dass das Gehirn nicht die Ruhe bekommt, die es braucht. Die meisten kommen mit sechs oder acht Stunden zusammenhängendem Schlaf aus. Seit die Uhr ins Leben der Menschen getreten ist – und mit ihr die Pflicht, zu bestimmten Zeiten zu arbeiten – wird unser Schlaf vom Wecker, nicht vom Tageslicht gelenkt. Sehr, sehr lange Zeit konnten wir nur arbeiten, wenn es hell war, manches ließ sich vielleicht noch am Lagerfeuer erledigen. Als die Petroleumlampe erfunden war, sammelte man sich abends um sie, ihr schwaches Licht erlaubte es, einfachere handwerkliche Dinge zu erledigen, bevor es Zeit war, schlafen zu gehen. Im Winter, wenn es oft mehr als 12 Stunden dunkel war, galt es als üblich, eine erste und eine zweite Schlafenszeit zu haben, und dazwischen einige Stunden zu arbeiten. Wer im Dunkeln wach lag, litt nicht unter Panik, ob er um 6 Uhr auch pünktlich aus dem Bett kommen würde, um zur Arbeit zu fahren. Er konnte die Dunkelheit nutzen und nachdenken, alleine oder mit einem anderen Menschen zusammen, der auch nicht schlafen konnte. Wer nachts auf war, mit einem Familienmitglied oder Freund sprach, spürte sicher, dass der Klang eines Nachtgesprächs anders war als der eines Tagesgesprächs. Auf gewisse Weise sind nächtliche Gespräche intimer, vielleicht auch ehrlicher, oft kommen tiefe Gedanken hoch, wenn man so da sitzt und nicht jedes Mienenspiel seines Gegenüber wahrnimmt.

Mit der Einführung der Elektrizität verkürzte sich der Schlaf. Etwa vor 100 Jahren verschwand auch die Akzeptanz für den ersten und den zweiten Schlaf. Und in den letzten 10 Jahren haben viele ihr Schlafmuster erneut geändert – das Handy macht uns rund um die Uhr verfügbar. Die Zeit, als Fernseher und Radio nachts schwiegen, ist längst vorbei, soziale Medien sind global und das Handy auf dem Nachttisch wird niemals ausgeschaltet – außer, Du entscheidest das bewusst so. Mit Kollegen, Freunden oder Verwandten auf der anderen Seite der Erde ist immer jemand wach und aktiv. Die Nacht ist kein stiller, dunkler Ort mehr, an dem es einfach ruhig ist. Wenn Du nachts aufwachst und weißt, dass Dein Wecker zu einer bestimmten Uhrzeit klingeln wird, solltest Du besonders diszipliniert sein und das Handy nicht anrühren. Tust Du es doch, wird es Dir viel schwerer fallen wieder einzuschlafen und vor dem Morgen noch ausreichend Schlaf zu bekommen. Wenn Du nicht gleich wieder einschlafen kannst, setz Dich bequem hin und lass die Gedanken schweifen. Mache kein Licht an, schau lieber hinauf zum Sternenhimmel. Früher oder später wirst Du schläfrig. Und wenn nicht, holst Du normalerweise in der folgenden Nacht den Schlaf nach. Wenn Du allerdings längere Zeit unter Schlafmangel leidest oder schlecht schläfst, solltest Du Dich um dieses Problem kümmern.

Schlechter Schlaf heißt nicht nur, nachts aufzuwachen und schlecht zu schlafen, es kann auch bedeuten, dass man schlecht einschläft, nur sehr leicht schläft, nachts oft aufwacht oder immer viel zu früh aufwacht und sich dann wie gerädert fühlt. Wenn Du nach 9 Stunden Schlaf genauso müde bist, wie als Du Dich hingelegt hast, frage Dich nach den Gründen. Wenn Du ein Baby oder kleine Kinder hast, wird die Antwort leicht fallen. Wenn Du aber die ganze Nacht in Deinem Bett schläfst und trotzdem müde bist, kann das ein Anzeichen dafür sein, dass Du Dich einem Erschöpfungszustand näherst. Brauchst Du Alkohol, Tabletten oder andere Stimulanzien zum Schlafen, ist das ein Warnzeichen. Mit Koffein oder Alkohol im Blut wird der Schlaf leichter und gibt Dir nicht die tiefe Ruhe, die Du brauchst.

Viele Methoden, den Schlaf zu verbessern, sind an Dein Tun gekoppelt. Das Tageslicht bestimmt den Level des Hormons Melatonin, es steuert den Tagesrhythmus und macht Dich zum genau richtigen Zeitpunkt wach oder müde. Ideal ist es, wenn Du am Vormittag eine Weile hinauskommst, damit die Schlafhormone nicht den ganzen Tag über ausgestoßen werden und Dich müde und schlapp machen. Bewegung – Spaziergänge oder Gartenarbeit reichen völlig aus – verbessert den Schlaf. Wenn Du draußen in der Natur unterwegs bist, kannst Du Deine Gedanken klären und in Ruhe durchgehen, was den Tag über passiert ist. Das Gute daran ist, dass Du diese Gedanken dann nicht kurz vor dem Schlafengehen denken musst. Wenn Du abends rechtzeitig die Aktivität runterfährst, alle Bildschirme eine Stunde vor dem Schlafengehen ausmachst, schläfst Du leichter ein. Ein Schlafzimmer sollte eine Arbeits-, Bildschirm- und handyfreie Zone sein.

## *Sich ausruhen ist geistige Heilung*

Gleich nach dem Schlaf ist das wache Ausruhen das Wichtigste für unsere Gesundheit. Dass es Stress und Blutdruck senkt, wenn man draußen im Grünen ist und tief und langsam atmet, wissen wir bereits. Es ist nicht einfach, etwas gegen das Wahnsinnstempo unserer Gesellschaft zu machen. Wenn Du rausgehst, durch den Wald oder an einen See, spürst Du den Takt der Natur. Die Jahreszeiten kann man nicht antreiben, eine Blume nicht zum Blühen zwingen und das Herbstlaub nicht zum vorzeitigen Fallen. Während ein Augenblick in der Stadt nur ein Blinzeln ist, kann ein Augenblick auf einem Baumstumpf im Wald viel länger sein. Du kannst die körperliche Erholung verstärken, wenn Du Dich mit Achtsamkeit, Meditation, Yoga oder Spaziergängen in der Natur beschäftigst. Genauso gut

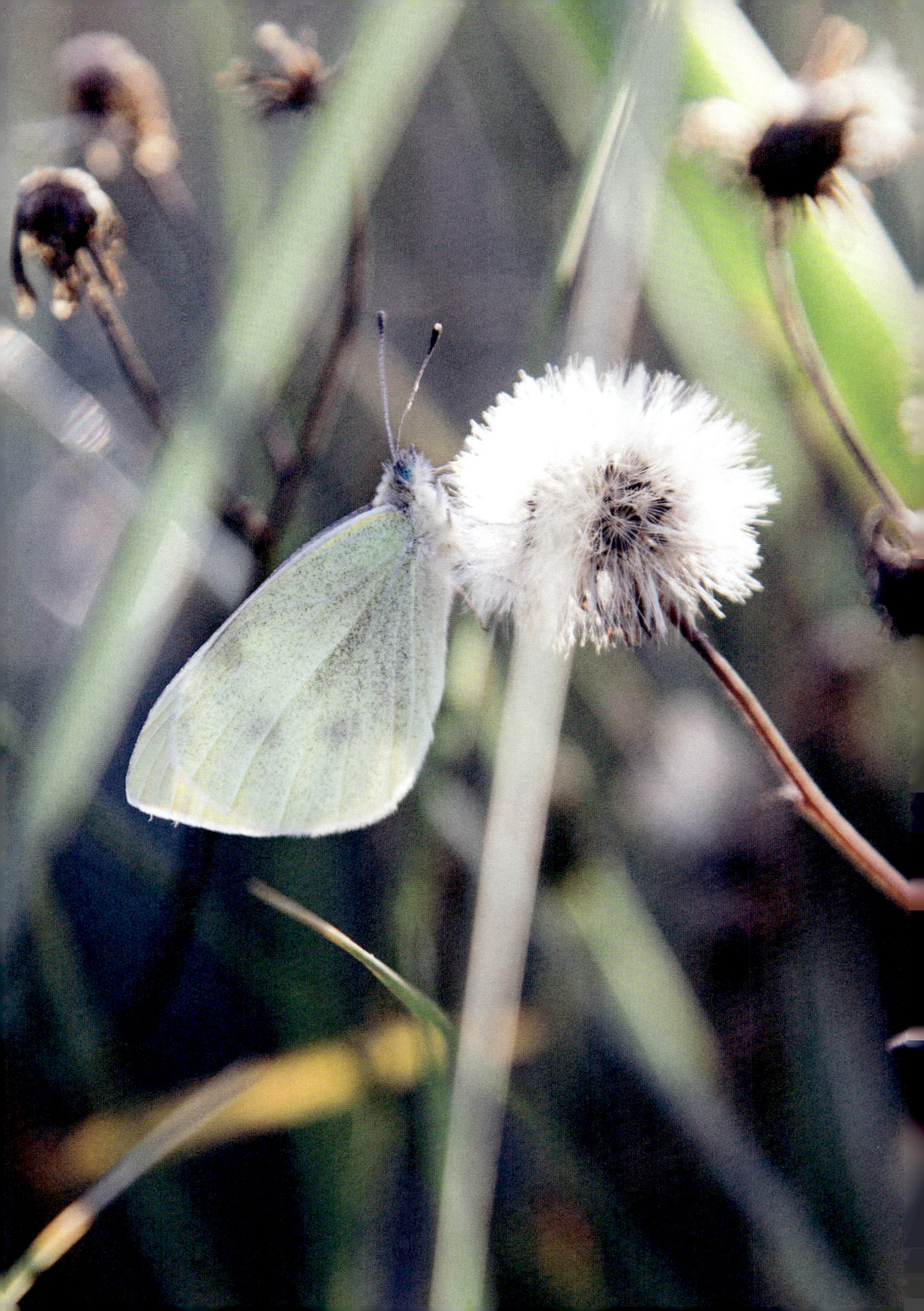

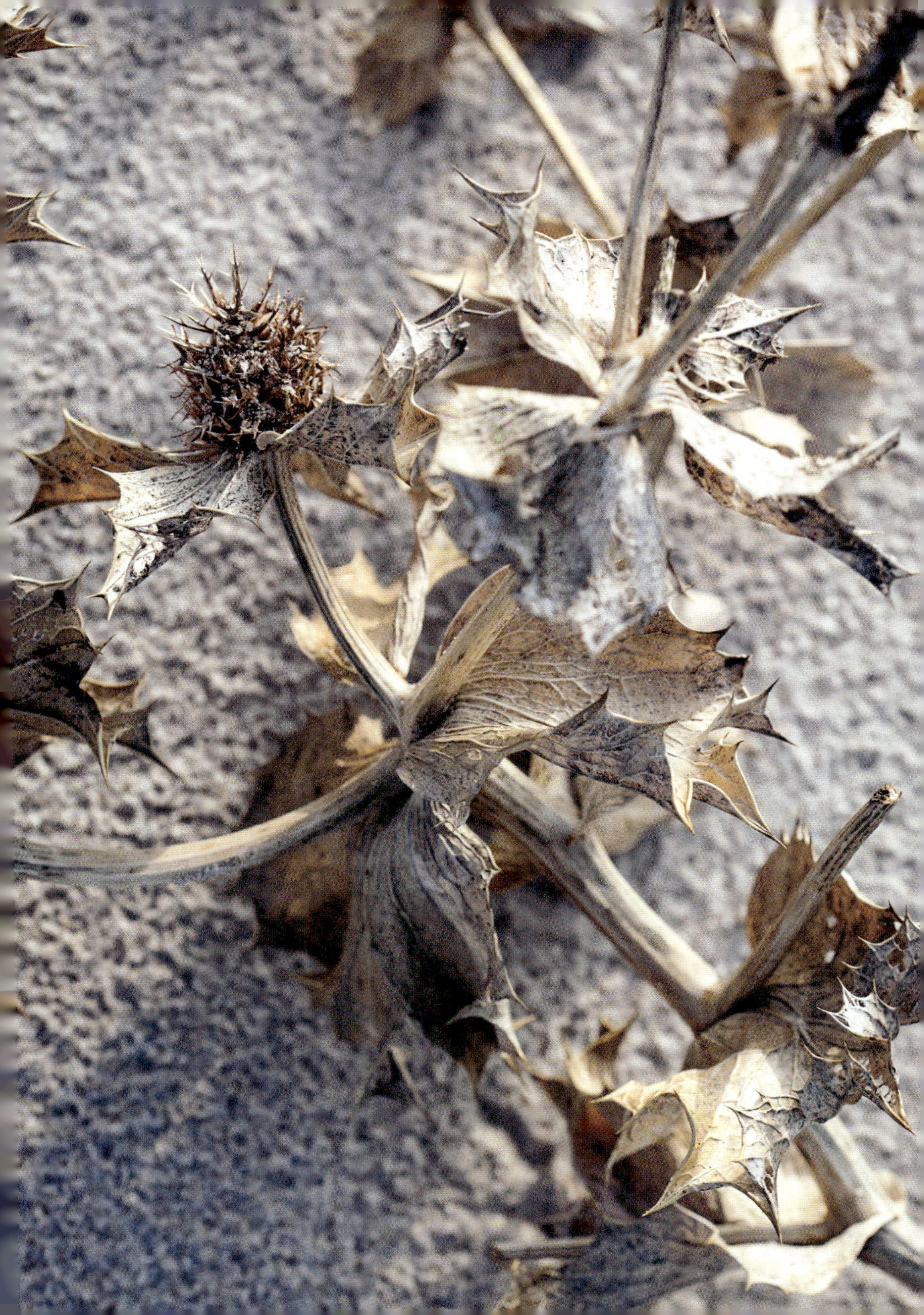

kannst Du aber auch einfach im Gras liegen und nichts tun. Das Grandiose ist, dass genauso viel passiert, wenn Du nichts tust – nur regelmäßig genug und lange genug solltest Du es tun. Wenn es wirkt, als würdest Du gar nichts tun, ist das gleichzeitig das Startsignal für innere, mentale Heilung. In unserer Kultur ist es mit Scham und schlechtem Gewissen belegt, morgens lange im Bett zu trödeln, nach dem Essen ein Schläfchen zu machen oder einen ganzen Tag einfach zu vergammeln. Vielleicht ist das der Grund, warum wir bedeutende und prestigeträchtige Worte fürs Ausruhen brauchen – wie z.B. Achtsamkeit. Mentale Ruhe bedeutet, das Ziel aus den Augen und die Kontrolle über die Gedanken zu verlieren. Das kann sich unheimlich anfühlen, aber Ruhe, während man sich anstrengt, ist ein unerreichbarer Zustand. Du kannst ihn nicht erreichen, er erreicht Dich. Für einen Moment lässt Du alle Anforderungen, etwas zu leisten, sein und bist einfach Du. Das kann sich sehr ungewohnt anfühlen, aber es sind genau diese Ruhestunden, die Dich vor Krankheit retten, tatsächlich verlängern sie sogar Dein Leben. „Später" auszuruhen ist kein gutes Lebensrezept, Ruhe fühlt sich nach Routinen gut an. Jeden Tag am selben Platz meditieren hilft, schneller zur Ruhe zu kommen. Nach nur drei Wochen hat der Körper gelernt, dass genau dieser Platz, an den Du Dich setzt, Ruhe bedeutet. Und so tut er genau das.

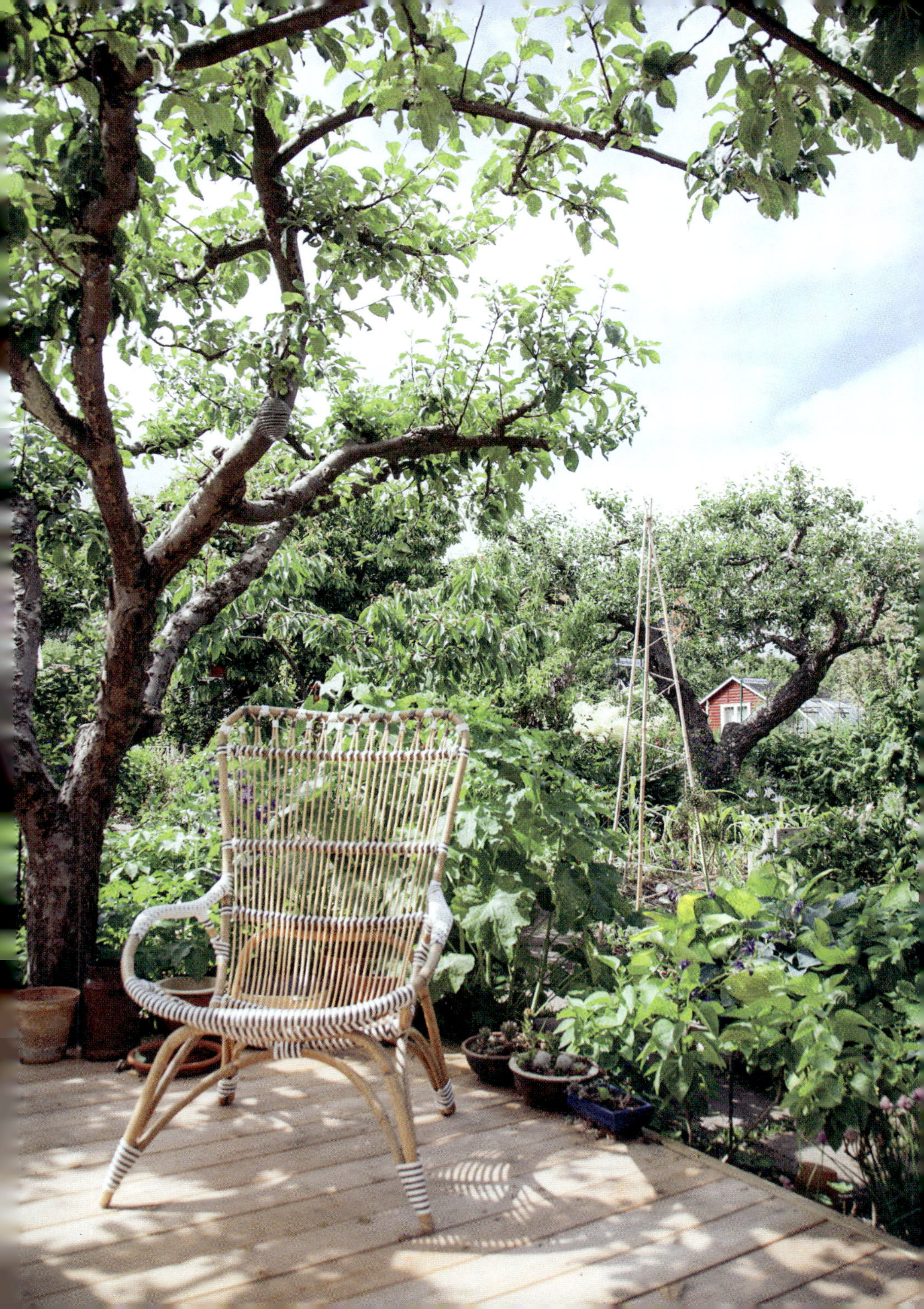

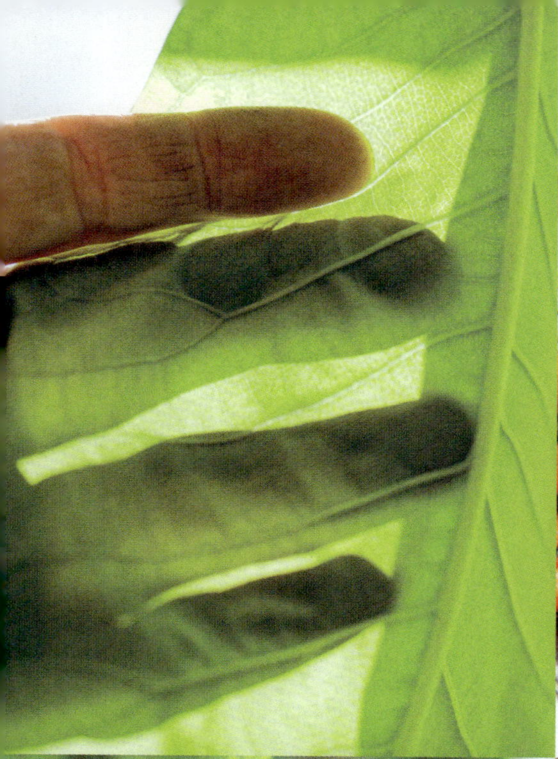
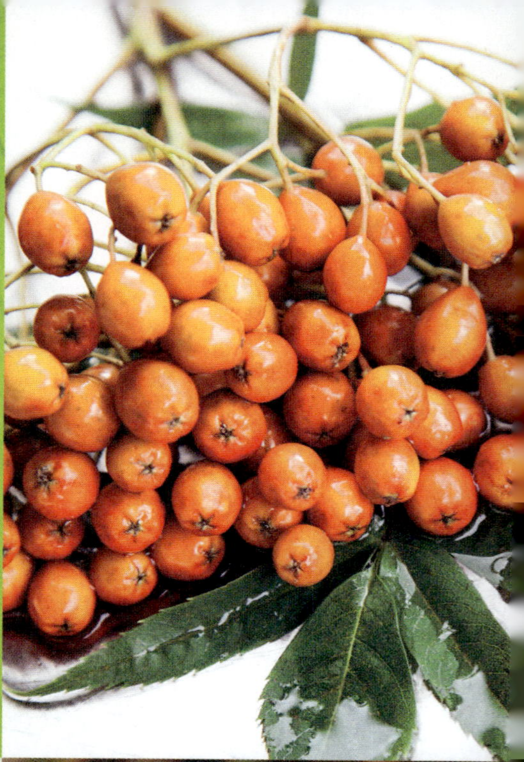
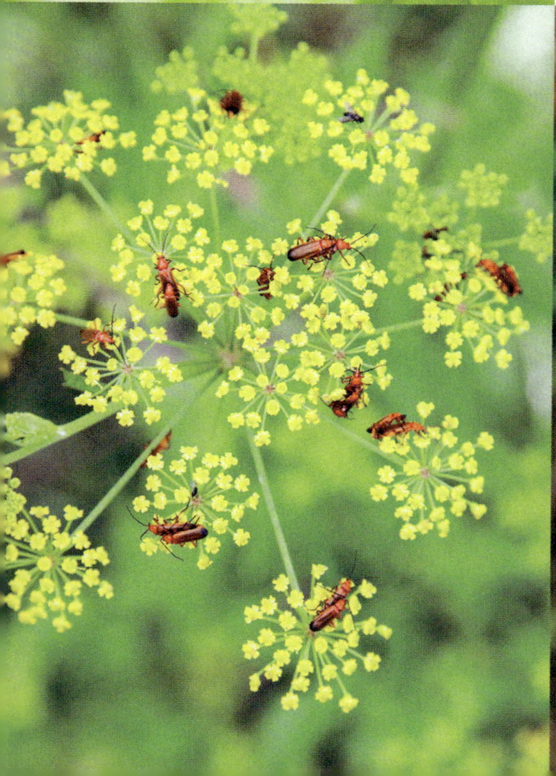
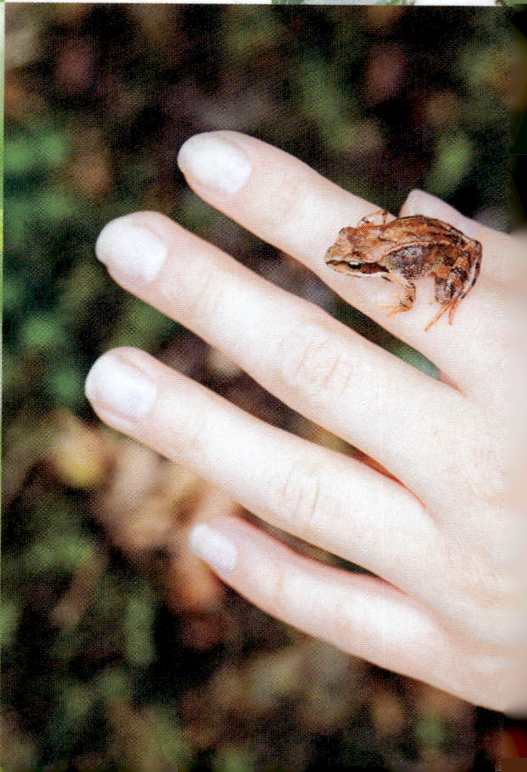

So lange auf einer Gartenbank zu sitzen oder auf einem Stein am Wasser, dass man über ein kleines Detail staunt – eine Blüte, ein Insekt – ist Balsam für die Seele. Wenn Du Dir nicht genügend Zeit dafür nimmst, übersiehst Du den unglaublichen Reichtum der Natur und das Staunen, das sie in Dir wecken kann – und Du bist ein bisschen ärmer. Das Wunder findet sich im Kleinen, im Alltäglichen, im scheinbar Unbedeutenden. Die Natur hat Platz für Magie, Zauber und eine schier unendliche Schönheit. Nur mit wachen Sinnen entdeckt man sie. Einfach da zu sitzen und nichts Nützliches zu tun, könnte das Beste sein, was Du den ganzen Tag tust. Frische Luft, einen Waldspaziergang und tiefe innere Ruhe kann man nicht für Geld kaufen – bei uns ist das alles gratis – und vielleicht schätzen wir es darum so gering? Wie können wir so fokussiert auf Geld sein, dass wir darüber den Wert des Lebens vergessen? Vielleicht sollten wir alle ein Konto eröffnen, auf das wir Ruhe, bereichernde Begegnungen, das Erleben schöner und geliebter Dinge einzahlen. Wer sich Zeit in der Natur nimmt, schafft Raum für das wirklich Wichtige im Leben und kann diesen Reichtum mit anderen teilen. Erzähl von dem Eichhörnchen, das Du an einem Baum beobachtet hast, oder male ein Bild, das Deinen Seelenzustand widerspiegelt.

## *Das Hier und Jetzt*

Achtsamkeit beschäftigt sich mit bewusstem Erleben der Gegenwart, man befindet sich ganz im Hier und Jetzt. Nicht nur, um den Tag, sondern um einen Augenblick einzufangen. Das Naheliegende, Gegenwärtige in jedem Moment zu spüren, ist nicht einfach. Es genügt für den Anfang, achtsame Momente jeden Tag zu erleben. Nimm einen Apfel, und sei Dir bewusst, dass Du das tust. Betrachte ihn, rieche daran, fühle ihn und beiße dann hinein. Achte auf das Geräusch, wenn die Schale bricht, achte auf die Konsistenz des Apfels und darauf, wie er schmeckt. Konzentriere Dich die ganze Zeit, während Du den Apfel isst, auf ihn. Eine andere Übung ist es, sich während eines Spaziergangs ganz auf den Körper zu konzentrieren. Spüre Deine Füße auf dem Boden, achte auf Deine Haltung oder die Schwingung Deiner Arme beim Gehen, und darauf, ob Du langsamer oder schneller gehst. Lass Dich durch nichts ablenken, konzentriere Dich fünf Minuten ganz auf Dich. Achtsamkeitsübungen kannst Du beim Unkraut jäten, Spülen oder anderen monotonen Tätigkeiten machen. Wenn Du ruhig sitzt, kannst Du achtsam werden, wenn Du aktiv zuhörst: hör den Wind in den Bäumen, einen Ruf aus weiter Ferne, den Gesang der Vögel, den Regen, das Rascheln der Blätter oder ein hupendes Auto. Bewerte, welche Geräusche Du magst, und welche Dich stören.

Das klingt womöglich leicht, aber es ist schwierig, sich auf ganz einfache Dinge zu konzentrieren. Dein Kopf will sortieren – Dinge, die Du gestern getan hast, was Du heute noch vor hast oder welche Probleme Du lösen möchtest. Deshalb braucht Achtsamkeit Übung, je öfter Du übst, desto leichter wird es Dir fallen. Mach drei- bis viermal täglich kleine Übungen, vielleicht dann, wenn Du draußen bist oder auf den Bus wartest. Baue in Deinen Alltag lieber achtsame als Kaffee-Pausen ein. Verurteile Dich nicht, wenn Deine Gedanken nicht zur Ruhe kommen – merke sie Dir und lasse sie wie Luftballons fliegen. Stell Dir vor, wie der Wind sie wegträgt. Wenn es ein wichtiger Gedanke ist, stell Dir vor, dass Du eine Schnur an den Ballon bindest und den Gedankenballon später wieder zu Dir heranziehen kannst, in einem Moment, den Du bestimmst. Versuche dann, Dich wieder auf das Jetzt zu konzentrieren.

Achtsamkeit hilft dem Gehirn zu verstehen, wie Gedanken und Gefühle funktionieren und macht es uns leichter, unsere Gefühle anzunehmen. Wenn das Leben immer eiliger wird nehmen wir uns selten Zeit, in uns selbst hineinzuhören. Pausen im Grünen geben uns die Chance, etwas über uns selber zu lernen und darüber nachzudenken, was wir sein wollen.

Das hat nicht nur auf Dich, sondern auch auf Deine Beziehungen Einfluss. Wenn Du gestresst bist, macht das nicht nur Dich selber krank, es verpestet auch die Luft um Dich herum und beeinträchtigt deine Liebsten. Es ist der reinste Liebesbeweis, sich auf einen Spaziergang im Grünen zu begeben. Wenn Du Dir selber Zeit schenkst und Deine Fähigkeit, in Dich hinein zu hören, trainierst, wirst Du Dir selber und Deiner Gefühle bewusster und kannst besser damit umgehen. Wenn Du Deine Stärken und Schwächen annehmen kannst, fällt es Dir leichter, dies auch bei anderen zu respektieren. Mit der Zeit wirst Du die Menschen in Deinem Leben in einem anderen Licht sehen und besser verstehen, wann Du jemanden stützen, wann antreiben musst, wann Du jemanden in Ruhe lassen solltest und welche Beziehungen Dein Leben nicht mehr bereichern und daher beenden werden sollten. Das kann ruhig und gelassen, ohne aufwallende Emotionen geschehen, weil Du dem anderen erklären kannst, warum Du die Beziehung beendest. Trotzdem kann das sehr schwierig sein, aber es ist Deine Wahrhaftigkeit, und das macht es leichter.

## *Freude in der Ruhe*

Wie gut uns Meditation tut, ist längst wissenschaftlich belegt. Sie verringert Stress, Unruhe und steigert das Glücksgefühl. Sie verbessert den Schlaf und erhöht die Bereitschaft des Hirns, neue Zellen zu bilden. Meditation ist eng verwandt mit Achtsamkeit, und wirkt auf noch tieferer Ebene. Meditieren ist keine passive Beschäftigung, sondern ein sehr bewusstes Tun, um der Stille Raum zu geben. Man macht sich frei von eingefahrenen Denkmustern, schafft Raum für Gefühle und Träume, aber auch für neue Gedanken.

Verglichen mit Achtsamkeit braucht Meditation mehr Übung, mehr Konzentration und weniger abschweifende Gedanken. Trotzdem erlebst du mit nur 20 Minuten am Tag bald einen Zustand, in dem Du vollkommen wach bist, aufhörst zu sein und nur noch bist. Das gleicht einem Raum zwischen den Gedanken, in dem man auf einmal steht. Dieser Zustand kann eine Sekunde dauern, ein paar Minuten oder länger – aber das spielt keine Rolle, weil die Zeit scheinbar stehengeblieben ist. Das Erlebnis, ganz im Hier zu sein, führt dazu, dass das Glückshormon Serotonin ausgeschüttet wird – in diesem Gefühl findest Du Dein inneres Selbst. So bist Du, wenn Du heil bist, ohne Maske, ohne Leistung, ohne Scham, ohne Verstellung für andere.

Forscher erklären das damit, dass wir beim Meditieren unsere zielgerichtete Konzentration ausruhen und die Welt stattdessen mit allen unseren Sinnen erleben. In der Ruhe erleben wir eine ewige Dimension, und wir fühlen uns etwas Größerem nahe. Nenne es Gott, Mutter Erde, Universum oder Dein innerstes Wesen – was auch immer für Dich am besten passt. Eins zu sein mit einer höheren Macht oder allem, was Dich umgibt, wirkt auf das Belohnungszentrum im Hirn und stärkt Selbstvertrauen und Zugehörigkeit. Und das wiederum gibt Energie und Freude. Nach einer Weile verklingt der Schmerz, es wird leichter, schwierige Emotionen zu bearbeiten, auch solche, die viele Jahre zurückliegen. Wenn Du regelmäßig meditierst, stellt sich das Gehirn allmählich so um, dass die Konzentration steigt, das Erinnerungsvermögen besser und der Schlaf tiefer wird. Bald wirst Du es wagen, über Dein eigenes Leben zu meditieren, welche Prioritäten Du setzen willst und welche Möglichkeiten Du hast. Jetzt kannst Du Strategien entwickeln, um mit den Einflüssen und Anforderungen Deiner Umgebung umzugehen. Wenn die Hoffnung zurückkehrt, ist das ein gutes Zeichen, dann hat das Gehirn auf das Dopamin reagiert, das Genuss und Wohlbehagen erzeugt. In der Ruhe siehst Du, wie die Zeit auf Dich zukommt, statt immer das Gefühl zu haben, dass sie Dir zwischen den Fingern zerrinnt.

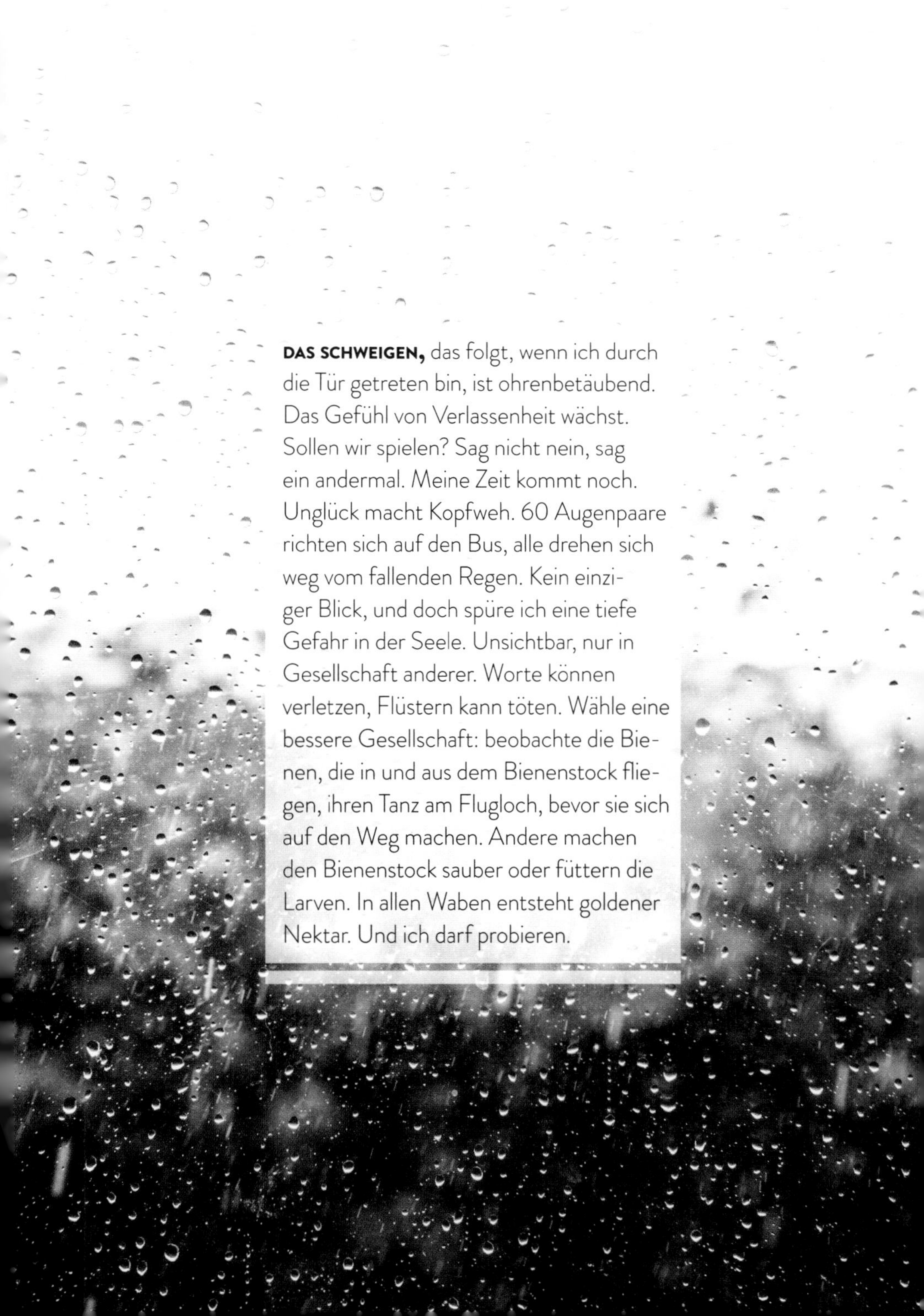

**DAS SCHWEIGEN,** das folgt, wenn ich durch die Tür getreten bin, ist ohrenbetäubend. Das Gefühl von Verlassenheit wächst. Sollen wir spielen? Sag nicht nein, sag ein andermal. Meine Zeit kommt noch. Unglück macht Kopfweh. 60 Augenpaare richten sich auf den Bus, alle drehen sich weg vom fallenden Regen. Kein einziger Blick, und doch spüre ich eine tiefe Gefahr in der Seele. Unsichtbar, nur in Gesellschaft anderer. Worte können verletzen, Flüstern kann töten. Wähle eine bessere Gesellschaft: beobachte die Bienen, die in und aus dem Bienenstock fliegen, ihren Tanz am Flugloch, bevor sie sich auf den Weg machen. Andere machen den Bienenstock sauber oder füttern die Larven. In allen Waben entsteht goldener Nektar. Und ich darf probieren.

## *Was es nicht gibt*

Wir sind so gewohnt, gute soziale Kompetenzen zu feiern, dass wir ganz vergessen haben, manchmal auch die unsozialen Kompetenzen zu trainieren. Es kann Angst machen, allein zu sein und in sich hinein zu hören. Vielleicht gibt es Dinge, die Du verdrängt hast oder nicht sehen willst. Schwäche, Scham, Angst, Neid, Angst, Furcht, Bitterkeit, Eifersucht, Einsamkeit. Die Einsicht, dass Du tief in Dir drin nur Du selber bist, ist für die meisten überwältigend. Es können vielfältige Gefühle sein, es kann sich aber auch ganz leer anfühlen, und manchmal kullern auch Tränen. Sei liebevoll zu Dir selbst, habe dasselbe Mitgefühl mit Deinem inneren Ich wie mit den Menschen in Deinem Leben, die Liebe und Vergebung brauchen. Lass Dich umfangen von der zuversichtlichen Umarmung der Natur, und erlebe, wie Du ein Teil von allem bist: Bäume, Gras, Blumen, Insekten, Himmel, Wasser und Erde. Wenn Du Dir im riesigen Universum der Natur wie ein kleines, wertloses Pünktchen vorkommst, ist das in Ordnung so. Wenn Du traurig wirst, nähere Dich der Natur allmählich und dosiert. Du bist ein genauso wichtiges Puzzleteil wie alles, was Dich umgibt. Du bist auf die gleiche Weise einzigartig wie jede Schneeflocke, von denen keine der anderen gleicht, man muss nur genau hinschauen.

Mit der Zeit wirst Du verstehen, wer Du bist und wer Du sein willst. Denk doch nur, wie einfach es ist, wenn Du Dein ganzes Leben nach etwas suchst, was bereits in Dir ist? Wenn es Dir schwer fällt, mit Deinen Gefühlen umzugehen, dann teile sie mit jemand anderem, einer guten Freundin oder einem Therapeuten.

## *Erholung in Bewegung*

Yoga kommt ursprünglich aus Indien und hat sich zu einer weltumspannenden Volksbewegung entwickelt, bei der es mehr darum geht, inneres Wohlgefühl zu spüren als den Körper in schwierige Stellungen zu bringen. Die Grundlagen des Yoga sind Atmung, Entspannung, Bewegung und Meditation. Das Ziel ist immer, Harmonie in Körper und Seele zu finden. Tief atmen, bis hinunter in den Bauch, hilft dem Körper, vom sympathischen zum parasympathischen Nervensystem zu wechseln, also den Wechsel von aktiv zu ausruhen. Je länger man übt, desto tiefer wird die Entspannung. Yoga-Übungen variieren, je nach der Art des Yoga, die man ausübt. Manche sind einfach, andere sehr anspruchsvoll. In vielen Übungen geht es darum, den Brustkorb zu öffnen und Raum für mehr Luft zu schaf-

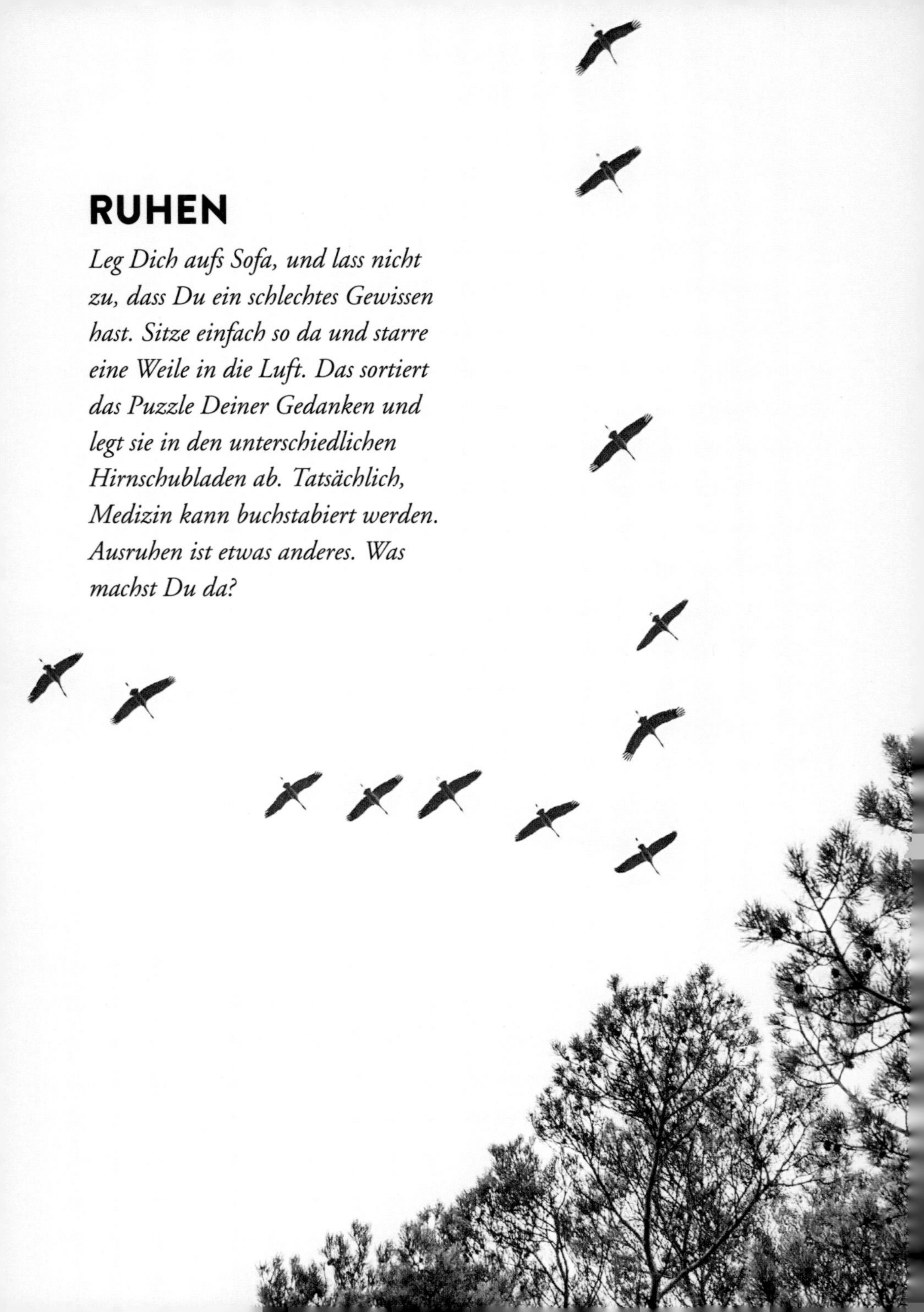

## RUHEN

*Leg Dich aufs Sofa, und lass nicht zu, dass Du ein schlechtes Gewissen hast. Sitze einfach so da und starre eine Weile in die Luft. Das sortiert das Puzzle Deiner Gedanken und legt sie in den unterschiedlichen Hirnschubladen ab. Tatsächlich, Medizin kann buchstabiert werden. Ausruhen ist etwas anderes. Was machst Du da?*

fen, die Spannung in Hüften, Nacken, Schultern und Rücken loszuwerden. Die Bewegungen sind weich und langsam und trainieren auch das Gleichgewicht. Mit der Atmung verstärkt und vertieft man die Bewegung. Probiere im Sommer aus, wie Dir Yoga draußen gefällt! Wenn Du regelmäßig Yoga machst, wirst Du geschmeidiger, stärker, hast ein besseres Gleichgewichtsgefühl, wirst ruhiger und gelassener. Wenn das langsame Tempo der Yoga-Übungen Dich unruhig macht, hängt das vermutlich damit zusammen, dass Du dringend Ruhe und Erholung brauchst, und üben musst, Dich gut zu fühlen in der Entspannung.

Medizinisches Yoga wird auch von der Medizin anerkannt. Medizinisches Yoga wird in Krankenhäusern angeboten, z.B. gegen (Kopf)Schmerzen und Migräne, Schlafprobleme, Stress, Depression, Herz- und Kreislaufprobleme und viele neurologische Krankheiten.

## *Auf dieser Erde wandern*

Wenn man geht, passiert etwas mit unseren Sinnen. Wenn wir uns langsam und rhythmisch vorwärts bewegen, können die Gedanken frei fließen. Gewundene Wege, die Menschen über Jahrhunderte dienten, führen Dich nun in die Landschaft. Das ist ungefähr so, als ob Dich jemand an die Hand nimmt und Dir den Weg zeigt, und doch spürst Du eine große Freiheit. Kümmernisse verblassen, das Schweigen macht etwas Größerem Platz, etwas, das man gemeinhin Ewigkeit nennt. Bei einem Spaziergang oder einer Wanderung kann das Hirn wieder aufladen.

Wandern liegt in der Natur des Menschen, Natur-, Sammler- und Jägervölker gehen im Durchschnitt 6 km täglich. Es gibt viele Stimmen, die meinen, wir würden unter deutlich weniger Krankheiten leiden, wenn wir auch heute noch unsere 6 km täglich gehen würden statt immer nur am Schreibtisch, zuhause oder in der Schule zu sitzen. Für die Aborigines ist das Wandern ein wichtiger Teil ihrer Kultur und Identität. Pilgerreisen sind nicht nur im Christentum, sondern auch im Islam wichtig. Auch bei den Hindus, Buddhisten oder Sikhs gehören gläubige Pilgerreisen zu den heiligen Dingen. Der Jakobsweg in Spanien hat im Birgittaweg eine schwedische Entsprechung gefunden. Er führt von der Kathedrale in Linköping bis zum Kloster Vadstena, in dem die Hl. Birgitta begraben ist. In Deutschland führt der 172 km lange Bonifatiusweg von Mainz bis nach Fulda, wo Bonifatius nach seinem Wunsch im Dom beerdigt ist.

Die griechischen Philosophen wanderten mit ihren Schülern, genauso auch Linné und andere Wissenschaftler in ihrer Zeit. Lernen beim Wandern verbessert die Merkfähigkeit, weil das, was wir lernen, in verschiedenen Teilen des Gehirns abgelegt wird, je nachdem, wie wir es erleben. Wenn sowohl Hören, Fühlen und Sehen ins Lernen involviert sind, setzen sich Fähigkeiten an mehreren Stellen im Gehirn fest, und wir erinnern uns besser an das Gelernte. Viele Menschen wandern gern in ihrer Freizeit. „Nur wo Du zu Fuß warst, bist Du wirklich gewesen“, sagte einst Goethe. Mit 660 km ist der Goldsteigweg einer der beliebtesten Wanderwege in Deutschland. Von Marktredwitz bis Passau kann man hier durch den Oberpfälzer und den Bayerischen Wald wandern.

In seinem Buch *Vom Spazierengehen* schrieb der Amerikaner Henry David Thoreau, dass ihm Spaziergänge rund um sein Haus viel mehr gäben als lange Fernreisen, vorausgesetzt, er halte Augen und Ohren offen. Zu Fuß gehen sei wie eine lange Reise auf einer kurzen Strecke antreten, sagte er – und schlägt täglich vier Stunden fürs Wandern vor. Der Psychologe Lars Ström nennt Spaziergänge eine Wundermedizin, gratis und vollkommen frei von Nebenwirkungen. Er hat ausgerechnet, dass Spaziergänge das Leben verlängern, sogar dann, wenn man die Zeit für die Spaziergänge abzieht (falls Du findest, dass man sonst schlampig mit der Zeit umgeht). Für jede Stunde, die Du gehst, verlängert sich Dein Leben um 22 Stunden. Wer in der Woche 1,5 Stunden geht, verlängert sein Leben um fünf bis sechs Jahre. Wenn Du vermeidest, aus dem Wandern ein Projekt oder einen Wettkampf zu machen, und Dich nicht darum kümmerst, wie lange, wie weit und wie schnell Du gehst, wirkt Wandern wie Meditieren. Ein perfekter Start für alle, die Yoga unruhig macht oder deren Gedanken sich nicht sammeln wollen, wenn sie still sitzen. Beim Wandern kann sich das Gehirn in einen Fehler-Check-Modus begeben, in dem Sinneseindrücke vorbeifliegen und Du nicht darüber nachdenkst. Während Du an nichts denkst, bearbeitet das Gehirn alte Erinnerungen oder schafft neue, oder anders gesagt, stellt sich die Zukunft vor. Hoffnung ist weniger ein Gefühl als ein Denkprozess, in dem man sich vorstellt, wie man seine Ziele erreicht. Deshalb gelingt es in diesem Pausen besonders gut, Lösungen zu finden oder aus dem Stand neue Ideen zu entwickeln. Ein Gehirn, das ausruhen darf, während der Körper in Bewegung ist, wird besonders kreativ.

## *Allein sein für andere*

Diese Momente, in denen Du mit Dir selber allein bist, dienen dazu, dass Du Dich erholst, Körper und Seele gestärkt werden. Dein Selbstvertrauen entwickelt sich, Du vertraust Deinen eigenen Gefühlen. Aber das ist kein Egoismus. Ganz im Gegenteil. Wenn Du anderen liebevoll begegnen willst, musst Du selber auch Liebe empfangen können. Wenn Du die Ewigkeit in Dein Leben einlädst, beginnst Du den Zusammenhang zwischen Dir selbst und anderen zu verstehen, spürst, dass Du zu etwas gehörst, das größer ist als wir selber, und auf Liebe und Mitgefühl aufbaut. Wer unter schweren Depressionen leidet, unter Psychosen oder selbstverletzendem Verhalten, sollte ohne Zustimmung seines Arztes nicht meditieren.

Achtsamkeit und Meditation kann man in der Gruppe machen, auch wenn jeder sich in sich selbst versenkt. Yoga und Wandern verlocken noch mehr zur Gemeinschaft. Bei einigen Yoga-Übungen braucht man einen Partner, und zusammen wandern ist einfach herrlich. Wenn man Seite an Seite durch den Wald geht, fällt es leichter, Intimes oder Schweres zu teilen. Probiere eine Übereinkunft aus: eine halbe Stunde schweigend gehen, Seite an Seite, und dann seine Erlebnisse teilen.

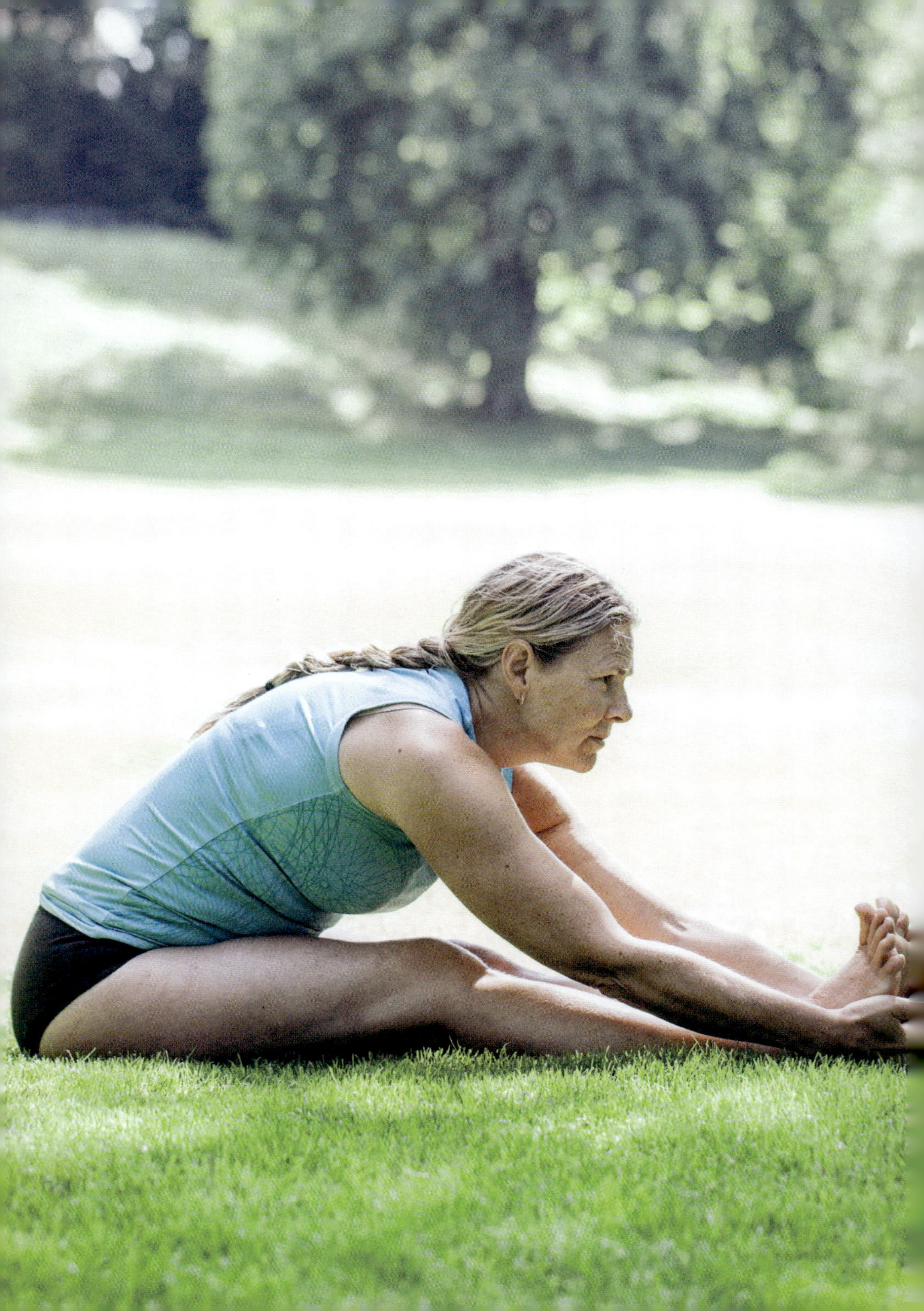

## ÜBUNG: YOGA

Yoga beruhigt, wenn man gestresst ist. Es gleicht aus, wenn man unruhig ist, es gibt Energie, wenn man sich matt fühlt. Du wirst geschmeidiger, die Darmaktivität verbessert sich, die Bauchmuskeln werden gestärkt, Schmerzen nehmen ab und die Haltung wird besser. Der Schlüssel heißt – regelmäßig. Je öfter man es macht, desto stärker wirkt Yoga. Eine halbe Stunde täglich – aber fange mit zehn Minuten an. Beginne damit, Dich hinzusetzen und einige Minuten bewusst zu atmen. Die Bauchmuskeln sollten dabei leicht angespannt sein, das schont den Rücken. Atme durch die Nase ein und aus, langsame, tiefe Atemzüge bis tief in den Bauch hinein. Leg Dich dann hin und ruhe kurz aus, bevor Du mit den Übungen beginnst.

### Sitzende Vorbeuge

*Setze Dich hin, strecke die Beine nach vorne aus. Wenn nötig, lege dir ein kleines Kissen unter den Po.*

*Schau auf einen einige Meter entfernten Punkt. Stelle Dir vor, dass Du diesem Punkt mit dem Brustkorb nahekommen willst. Lege die Hände an die Außenseiten der Waden, oder, wenn Du so weit kommst, neben die Füße.*

*Beuge Dich nach vorn und lass den Brustkorb nach vorn streben. Vermeide einen runden Rücken, und senke den Kopf nicht, die Beugung soll aus der Hüfte kommen.*

*Bei jedem Ausatmen strebst Du ein wenig tiefer. Wenn Du ganz unten angekommen bist, kannst Du die Stirn auf den Beinen ausruhen.*

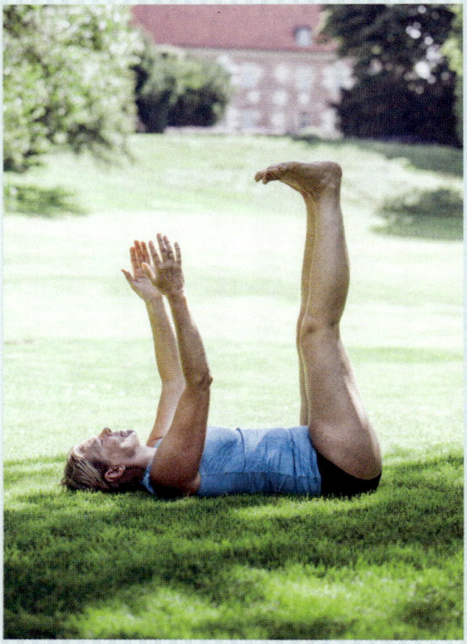

## Liegende Sitzübung

*Lege Dich auf den Rücken, die Knie sind gebeugt.*

*Strecke die Arme schulterbreit geöffnet gen Himmel. Die Handflächen sind einander zugewandt. Lass die Schultern locker.*

*Hebe die Beine so gerade, wie Du kannst, in einem Winkel von 90° zum Körper. Strecke die Fußspitzen Richtung Körper.*

*Presse bei jedem Ausatmen das Kreuz auf den Boden. Diese Übung kannst Du auch mit den Beinen an einer Wand machen.*

## Drehsitz >>

*Setze Dich mit ausgestreckten Beinen hin.*

*Hebe das rechte Bein über das linke und setze den Fuß außen neben das linke Bein.*

*Drehe den Oberkörper nach rechts und schaue nach hinten, stütze Dich mit der rechten Hand hinten ab.*

*Umarme das rechte, angewinkelte Bein mit dem linken Arm.*

*Drehe Dich bei jedem Ausatmen weiter in die Position hinein.*

*Wiederhole die Übung mit der linken Seite.*

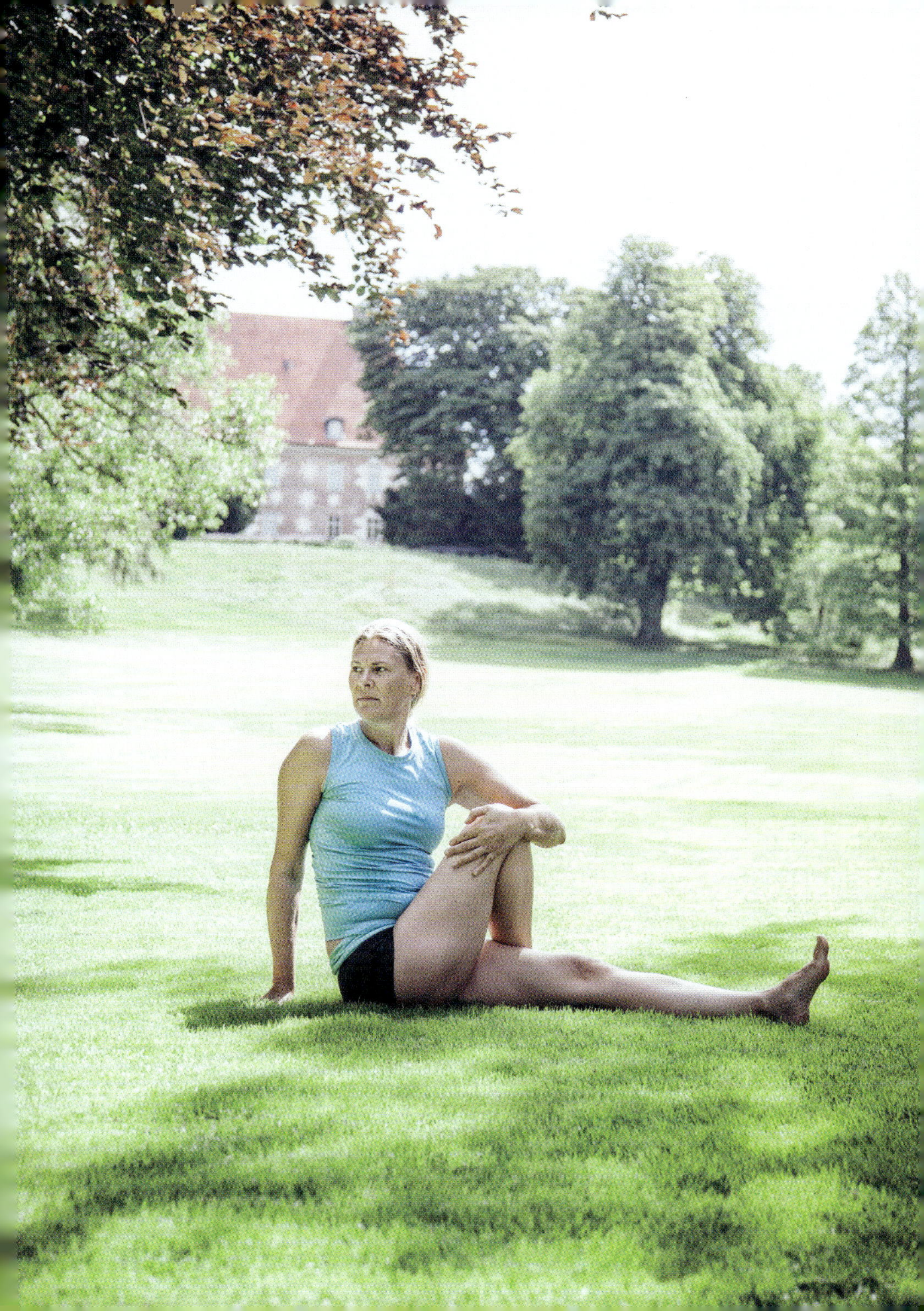

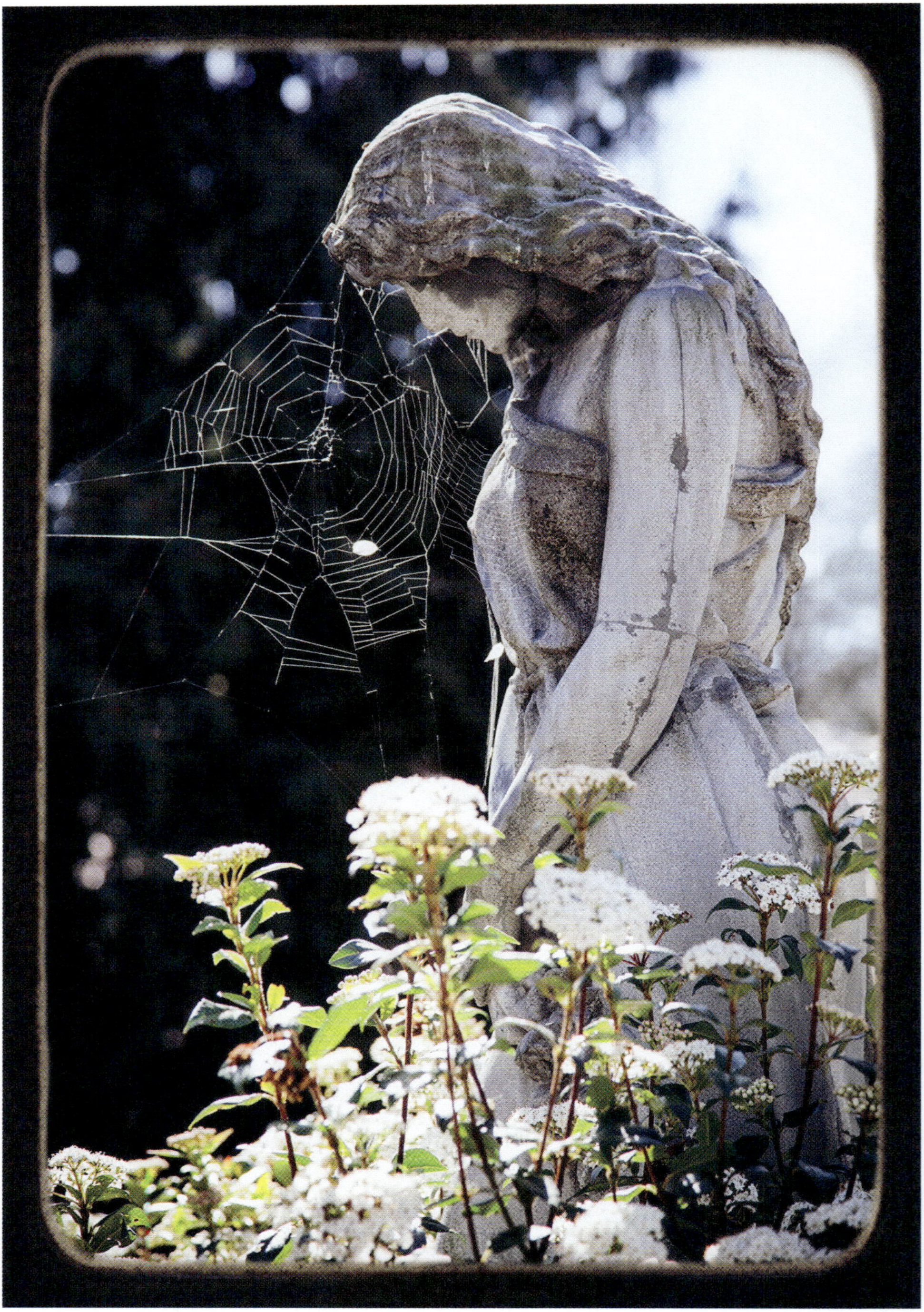

# Die Rolle der Natur in Krisen

Das Leben besteht aus Höhen und Tiefen. Einige Menschen haben es schwerer, sie haben langandauernde Sorgen oder sind unglücklicher als andere. Manche leben mit chronischen Krankheiten oder Traumata, die das Leben beschwerlich machen. Aber: eine Diagnose haben und ein schlechtes Leben haben sind nicht dasselbe! Auch wenn im Körper nicht mehr alles voll funktionsfähig ist, kann man gesund sein. Genau wie es Menschen, die keine Krankheit haben, schlecht gehen kann. Bevor man durch Stress krank wird, vergeht viel Zeit – das gleicht eher einem Prozess oder Weg hin zur Krankheit. Die Natur bietet uns das Umfeld, das heilt und lindert, sowohl physische als auch seelische Verletzungen. Viele Studien haben bewiesen, wie Aufenthalte im Grünen oder im Garten helfen, erleichtern und das Leben leichter machen. Gesundheitsberichte zeigen, dass wir ständig gesünder werden, und uns doch schlechter fühlen. In Deutschland liegt die Zahl der Selbstmörder dreimal so hoch wie die der Verkehrstoten. Laut einer Studie der DAK sind Frauen häufiger krank als Männer, und sie sind häufiger krankgeschrieben. Der Grund dafür sind deutliche Unterschiede bei den Erkrankungsarten. Frauen fehlen häufiger wegen psychischer Erkrankungen, und sie erkranken öfter an Krebs.

Die WHO ist der Ansicht, dass ein Großteil der gesundheitsunterstützenden Maßnahmen außerhalb des traditionellen Krankenhauses liegen sollte. Sie weist auf naturbasierte Aktivitäten als positiven Faktor hin. Wer in Gefahr ist, in eine Krise oder Krankheit zu schlittern, kommt schneller auf die Beine, wenn seine Aktivitäten auch Bewegung und Aufenthalte im Freien beinhalten.

## *Bewegung als Heilung*

Depression und Ängste werden oft mit Medikamenten behandelt. Wissenschaftliche Studien zeigen, dass diese Krankheiten auch gelindert, manchmal sogar geheilt werden können, wenn sich die Betroffenen regelmäßig bewegen. Ein Problem dabei ist, dass bei Depression und Angst die Motivation, etwas zu tun, stark sinkt. Und ein niedriges Energie-Niveau macht es schwerer,

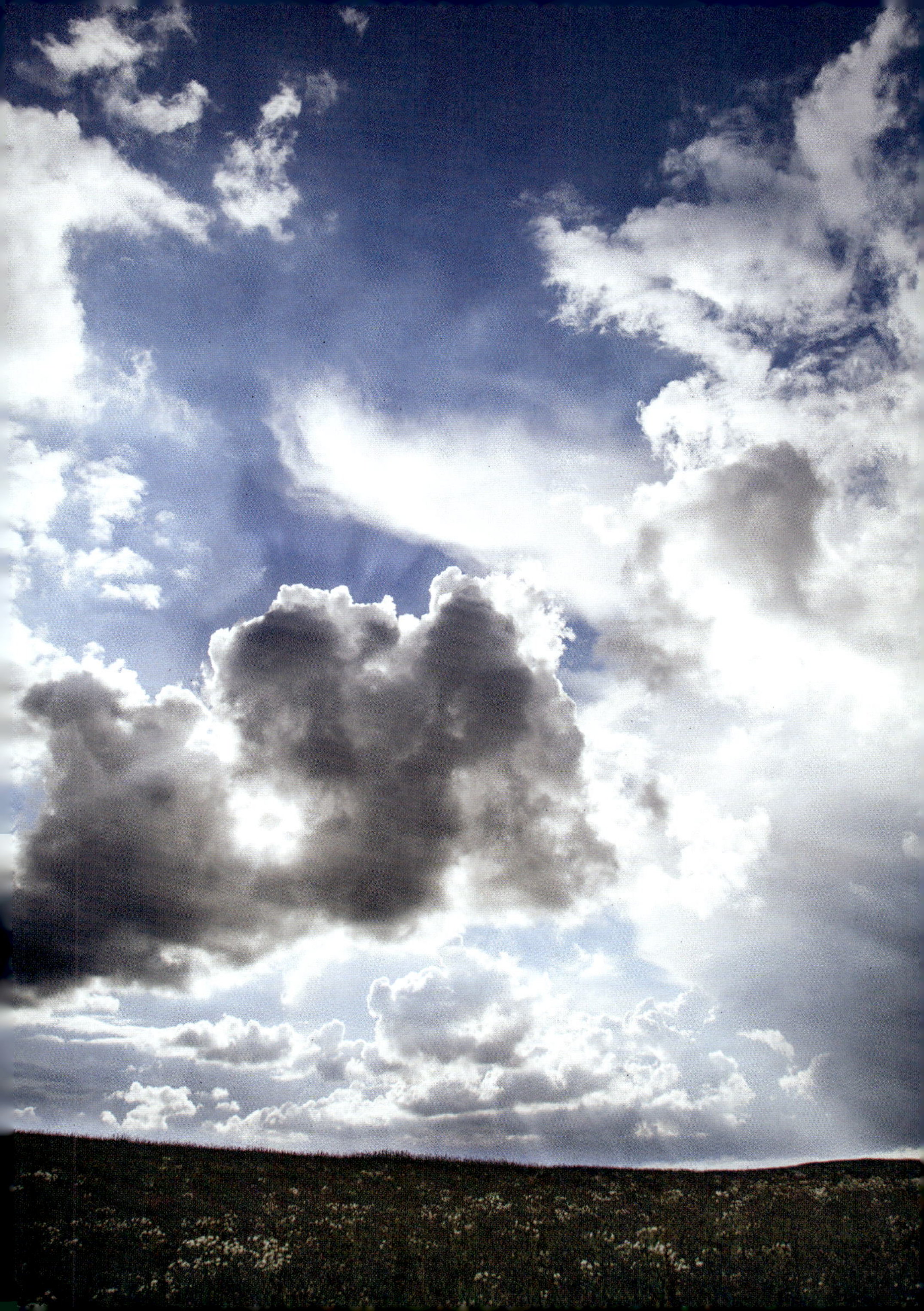

sich aufzuraffen und Routinen fürs Bewegen zu entwickeln. Für manche reicht dabei der Zuspruch eines Angehörigen, andere benötigen professionelle Therapie, um wieder motiviert zu sein. Wenn Du Medikamente verschrieben bekommen hast, kombiniere sie mit Bewegung. Beginne auf niedrigem Niveau, mit täglichen Spaziergängen in der Nähe Deiner Wohnung (auch eine Gymnastik im Sitzen ist gut – alles, was Du gut hinbekommst). Schon ein wenig mehr physische Aktivität setzt positive Prozesse im Körper frei, die Beweglichkeit steigt und Serotonin wird ausgeschüttet. Suche Dir also eine Aktivität, die Du magst, und versuche, eine Stunde am Stück aktiv zu sein, am besten drei Mal wöchentlich. Es ist wichtig, dass der Puls sich beschleunigt, deshalb ist langsames Schlendern nicht so nützlich wie ein rascher Gang. Nach ungefähr sechs Wochen regelmäßiger körperlicher Aktivität verbessern sich Angstzustände und Depression – ungefähr genauso lange, wie auch ein Medikament braucht, um seine Wirkung zu entfalten. Wer Medikamente und Bewegung kombiniert, verringert die Gefahr eines Rückfalls. Bewegung setzt zahlreiche Prozesse im Körper in Gang, z.B. die Ausschüttung von Hormonen, die das Wohlbefinden und die Lebenslust steigern (Dopamin) und so Schmerzen und Niedergeschlagenheit lindern. Draußen sein ist ein extra Plus, weil der Vitamin-D- und Melatonin-Spiegel steigt und man so besser schläft.

## *Die Rolle der Natur in Lebenskrisen*

Wer von einer schweren Lebenskrise heimgesucht wird, etwa dem Tod eines Angehörigen, schwerer Krankheit, einer traumatischen Scheidung oder einem Unglücksfall, kann dazu gezwungen sein, sein ganzes bisheriges Leben zu verändern. Egal, ob es einen Weg zurück gibt zum Leben „davor", muss man sich auf sein neues Leben „danach" einstellen – und das ist etwas, das auf ganz unterschiedlichen Ebenen bearbeitet werden muss. Die Natur oder der Garten sind wichtige Bausteine in der Behandlung.

Johan Ottosson leidet seit einem schweren Autounfall an Schädigungen des Gehirns (er kann seitdem weder lesen noch schreiben, wohl aber diktieren). Danach promovierte er über die Bedeutung der Natur in einer Lebenskrise. Er fand heraus, dass die Natur deshalb so heilsam ist, weil unsere Begegnung mit den Urkräften der Natur eine ebenbürtige ist, ganz egal, ob wir krank oder gesund sind. Wer zerbrechlich ist, wagt nur die Begegnung mit den einfachsten Dingen. Es ist einfach, sich mit Dingen in Verbindung zu setzen, die nichts von uns fordern, sondern einfach immer da sind: Steine, Seen, Meer und Himmel. Sie strahlen Zeitlosigkeit aus und das schenkt uns Urvertrauen. Diese unveränderlichen Dinge nehmen Gefühle wie Angst und Verlust auf, ohne sie zu bewerten. Große Bäume

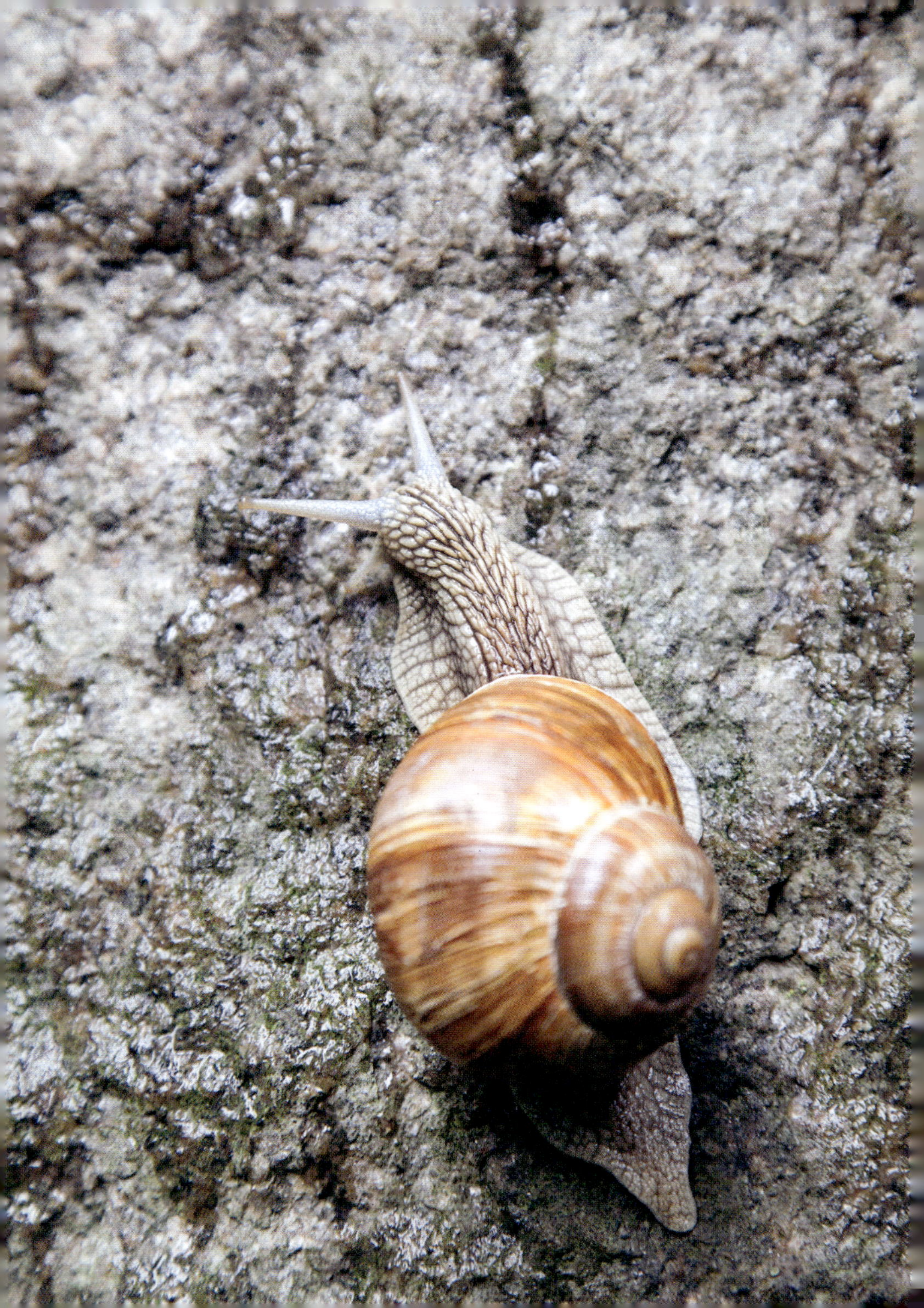

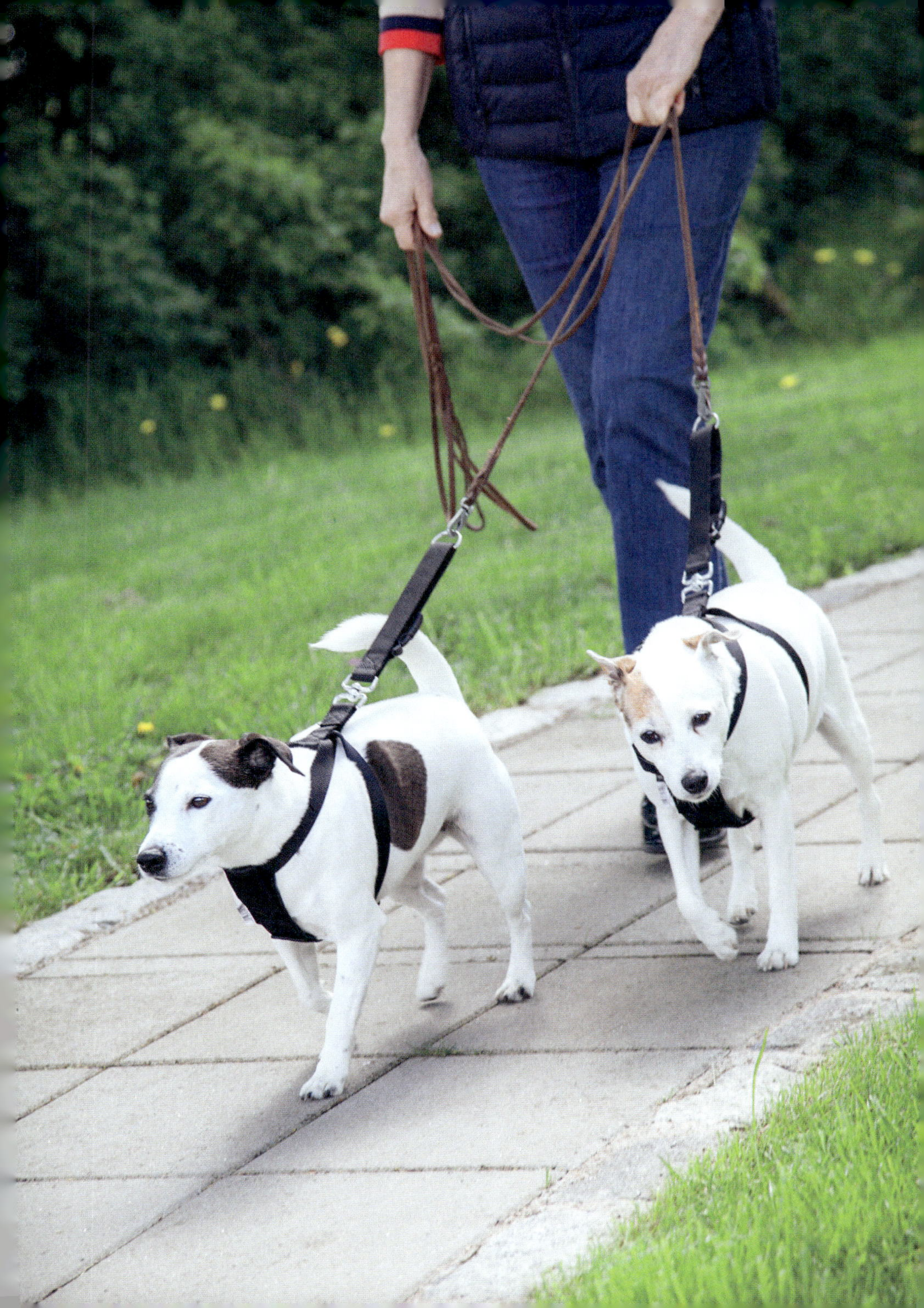

sind gute Freunde auf dem Weg zurück. Der Wald oder Strand ist ein wunderbarer Ort zum Nachdenken. Hier kann man sich erinnern und Kraft schöpfen. Erst, wenn es einem wieder besser geht, kann man auch mit anderen Menschen wieder umgehen. Der Heilungsprozess in der Natur verringert allmählich Angst und Schmerz, stärkt das Selbstbewusstsein und verbessert unsere Wahrnehmung der Wirklichkeit um uns herum. Allmählich versteht und akzeptiert man seine Situation, findet Sinn in alltäglichen Erlebnissen wie einer Radtour, dem Schatten eines Baums im Sand oder dem Regenprasseln auf dem Dach. Wer dem nachspürt, findet mit der Zeit Glück und Genuss im Alltag wieder. Viele kleine Belohnungen haben eine größere Wirkung auf die Gesundheit als eine große, wie etwa im Lotto gewinnen.

In ihrem Buch *En trädgård till tröst* erzählt Lena Katarina Swanberg, wie sie nach dem Tod ihres Mannes einen Garten anlegte. Sie merkte, wie sie während der Gartenarbeit all ihren Kummer vergaß. Es war, als sei sie in ein anderes Zimmer gegangen, in dem eigene Regeln gelten und wo das Leben normal war-mit Schmetterlingen und Bienen. Der Kummer hatte ihr ihre Standfestigkeit im Leben geraubt, und so war es tröstlich, das die Erde einfach da war, wenn sie darauf saß. Und bald verging die Trauer, und sie freute sich daran, dass der Garten so offenbar zeigte, dass es weitergeht. Nichts war für immer vorbei.

## *Draußen aktiv sein stärkt soziale Kompetenzen*

Welche Bedeutung Erholung in der Natur für die seelische Erholung hat, zeigt, dass alles, was man draußen tut, den größten Effekt hat. Gern gemeinsam mit anderen, und ohne Wettbewerbsgedanken. Wandern, Campen, Angeln, Kanufahren oder sich im Garten beschäftigen vermindern Depression, Aggressivität und Angst. Dafür aber wachsen Empathie, Zuversicht und unsere Kompetenz, mit anderen umzugehen. Erklärt wird das damit, dass wir – um uns gut zu fühlen und mit den Anforderungen unseres Lebens klarzukommen – physische, soziale und seelische Stimuli brauchen. Und die Natur ist das am stärksten gesundheitsfördernde Milieu. Alles, was man draußen macht, hält gesund – im Gegensatz zu sitzenden Tätigkeiten drinnen (z.B. vor dem TV oder dem PC).

Die Wissenschaftler der SLU Alnarp haben untersucht, wie es Parkinsonpatienten in der Natur geht. Sie stellten fest, dass viele von ihnen draußen entspannten und sich ausgeglichen fühlten, ganz anders als im Haus. Parkinsonpatienten berichten oft, dass der Körper sich plötzlich versteift und sie auf einmal nicht mehr gehen können. Draußen in der Natur verändert sich der Fokus weg vom eigenen Körper hin zur Umwelt, und deshalb fällt es ihnen leichter, sich zu bewegen.

## *Baumtherapie für Erschöpfte*

An der SLU Alnarp gibt es seit 2002 einen Therapiegarten, den Patienten während ihrer Reha aufsuchen. Hierher kommen Menschen, die wegen Depressionen behandelt werden, aber auch solche, die einen Schlaganfall erlitten haben oder unter einem posttraumatischen Stress-Syndrom leiden. Das Team bestand aus „medizinischen" Kollegen mit grünem Daumen, z.B. Ärzten, Psychologen, Physiotherapeuten, Arbeitstherapeuten und Gärtnern. Die Wirksamkeit der Maßnahmen wurde regelmäßig überprüft, manches wurde verändert, z.B. die Anlage des Gartens (um den Patienten mehr Möglichkeiten zu geben, für sich zu sein oder auch zu entfliehen). An der Spitze des wissenschaftlichen Teams stand Professor Patrik Grahn. Trotz der relativ kurzen Reha-Zeit von zwölf Wochen sind die Ergebnisse verblüffend. Die meisten Teilnehmer, alle mit einer jahrelangen Historie von Krankschreibung – erzählten alle von einer gestiegenen Lebensqualität. Viele fanden ihren Weg in die Ausbildung oder ihren Beruf zurück.

Der Heilungsprozess verlief in mehreren Schritten. Wer sehr unter Stress leidet, dem fällt es oft schwer, mit anderen zu sprechen. Sie brauchen eigene Momente in der Natur, aber auch Begegnungen mit Menschen, denen klar ist, dass das

Gehirn in einer solchen Situation nicht geradeaus denken kann und deshalb so manches vergisst. Anfangs trugen oft kleine Gesten – etwa eine Blume in einer Vase, die zu einem Meeting auf dem Tisch stand – zum Heilungsprozess bei. Gab es wenig Forderungen und das Personal wurde als verlässlich erlebt, stellte sich innere Ruhe ein, und die Neugier auf die Welt drumherum kam zurück. Dann kam es darauf an, nicht zu schnell weiterzumachen, sondern auf den Körper zu hören und viele Pausen zu machen.

Nach einem Monat im Therapiegarten war der Stress merklich weniger geworden, die Energie gestiegen und viele erlebten zum ersten Mal, wie es sich anfühlt, auf den eigenen Körper zu hören und einen Blick auf das eigene Leben zu werfen. Die selbstauferlegte Schuld, an seinem Erschöpfungszustand schuld zu sein, begann zu bröckeln.

In der nächsten Phase kamen schwere Gefühle wie Angst und Wut auf, jetzt war wichtig, dass jemand genau damit umgehen konnte. Dieser Heilungsprozess braucht seine Zeit und ist oft schwer, kann aber auch ungeahnte Kräfte und Beschlüsse hervorlocken. Sich mit dem zu versöhnen, was man durchlitten hat und sein Leben wieder in die eigenen Hände zu nehmen stärkt das Selbstbewusstsein und erleichtert den Umgang mit anderen. Nachdem die zwölf Wochen vergangen waren, war die Zeit gekommen, den nächsten Schritt zu machen – weiter in der Natur einen Erholplatz zu sehen und Menschen zu haben, die einem den Rücken freihalten konnte. Wer sich einen eigenen stressfreien Platz zuhause schuf, hat dort einen Ort zum Klären seiner Gedanken.

In Deutschland arbeiten bereits mehr als 400 Kliniken, viele Behindertenstätten und Altenheime mit dem Ansatz der Gartentherapie. 2010 wurde die Internationalen Gesellschaft Gartentherapie (IGGT) gegründet, ein europaweites Netzwerk für gartentherapeutische Aktivitäten. Sie kümmert sich um internationale Standards, denn noch ist der Begriff des Garten-Therapeuten nicht geschützt.

## *Mit Schmerzen leben*

Schmerzen wahrzunehmen ist eines der wichtigsten Warnsysteme unseres Körpers. Das Schmerzzentrum des Gehirns ist an unsere Gefühle gekoppelt und bewirkt schlechte Laune, das haben die meisten bestimmt schon erlebt. Bei Schmerz vermehren sich die Zytokine – genauso wie bei Stress, man fühlt sich müde, verliert an allem die Lust. Stress verstärkt übrigens das Schmerzempfinden. Gelegentlich auftretende Schmerzen

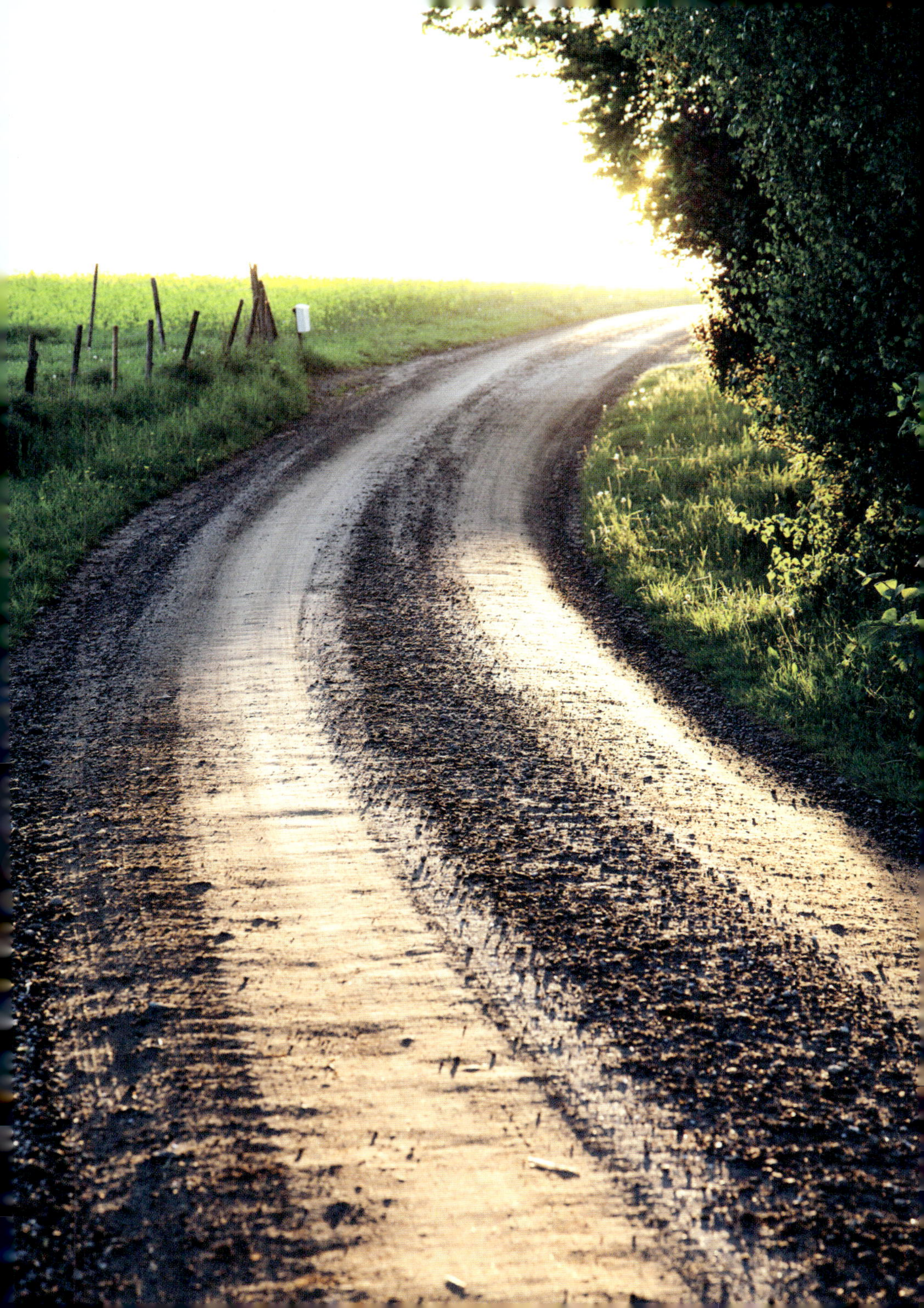

können durch Bewegungstraining gemildert werden. Spaziergänge sind heilsam bei Gelenkrheumatismus und den meisten Rückenschmerzproblemen. Zwei Stunden Spazierengehen in der Woche beugen Osteoporose, Arthrose, Diabetes, Demenz, Depression und Erschöpfung vor. Wenn es anfangs schmerzt oder Du keine Lust hast, überrede Dich, dennoch hinauszugehen. Zuhause sitzen und sich vorbeten, wie weh es tut, hilft nichts, oder macht alles nur noch schlimmer. Wenn Du Dir nicht sicher bist, frag Deinen Arzt, welche Bewegungen Du vermeiden solltest.

Wenn Schmerzen sehr lange dauern oder chronisch sind, beeinträchtigt das die Lebensqualität. Wenn Schmerzen nicht gelindert werden, bildet der Körper mehr Nervenfasern, mit der Folge, dass die Schmerzen schlimmer werden. So signalisiert der Körper dem Hirn, dass etwas gegen den Schmerz getan werden muss. Wenn Du Schmerzen ignorierst oder sie nicht loswirst, braucht es irgendwann keine Schmerzursache mehr. Schmerz erzeugt mehr Schmerz und wird chronisch. Das ist, wie man heute weiß, eine Erklärung für Fibromyalgie. Wer darunter leidet, hat einen Überschuss an Nervenfasern, die den Schmerz noch intensiver weiterleiten. Chronische Nervenschmerzen wird man nur schwer wieder los. Man versucht in der Therapie, die Schmerzen zu lindern, indem man den Fokus auf etwas außerhalb des Körpers lenkt. Sich um seine Pflanzen kümmern ist eine gute Möglichkeit, an etwas anderes als seine Schmerzen zu denken, und wenn es auch nur für einige Momente ist. Auch das Erleben der Natur draußen bringt Linderung, oder das Zusammensein mit der Familie und guten Freunden. Der Schmerz ist noch da, aber Du bist es, die bestimmt.

Wenn Du Dinge tust, die Dir gut tun, wird Dopamin ausgeschüttet, ein natürliches Schmerzmittel, und noch dazu ohne Nebenwirkungen. Wer sich bewegt, spazieren geht oder tanzt zum Beispiel oder die wunderbare Natur erlebt, schüttet Endorphine aus. Das lindert Schmerzen, der Dopaminspiegel erhöht sich, und so steigt die Lebensqualität. Achtsamkeitsübungen, Meditation oder Yoga verringern den Stress, was wiederum den Zytokinspiegel senkt und so dazu beiträgt, dass die Schmerzen weniger stark empfunden werden.

## *Der Garten tut vielen gut*

Wer überwiegend passive Aktivitäten wie Fernsehen ausübt, erlebt oft einen Kontrollverlust über die eigene Lebenssituation. Sich etwas Aktives auszusuchen, verstärkt das Gefühl von

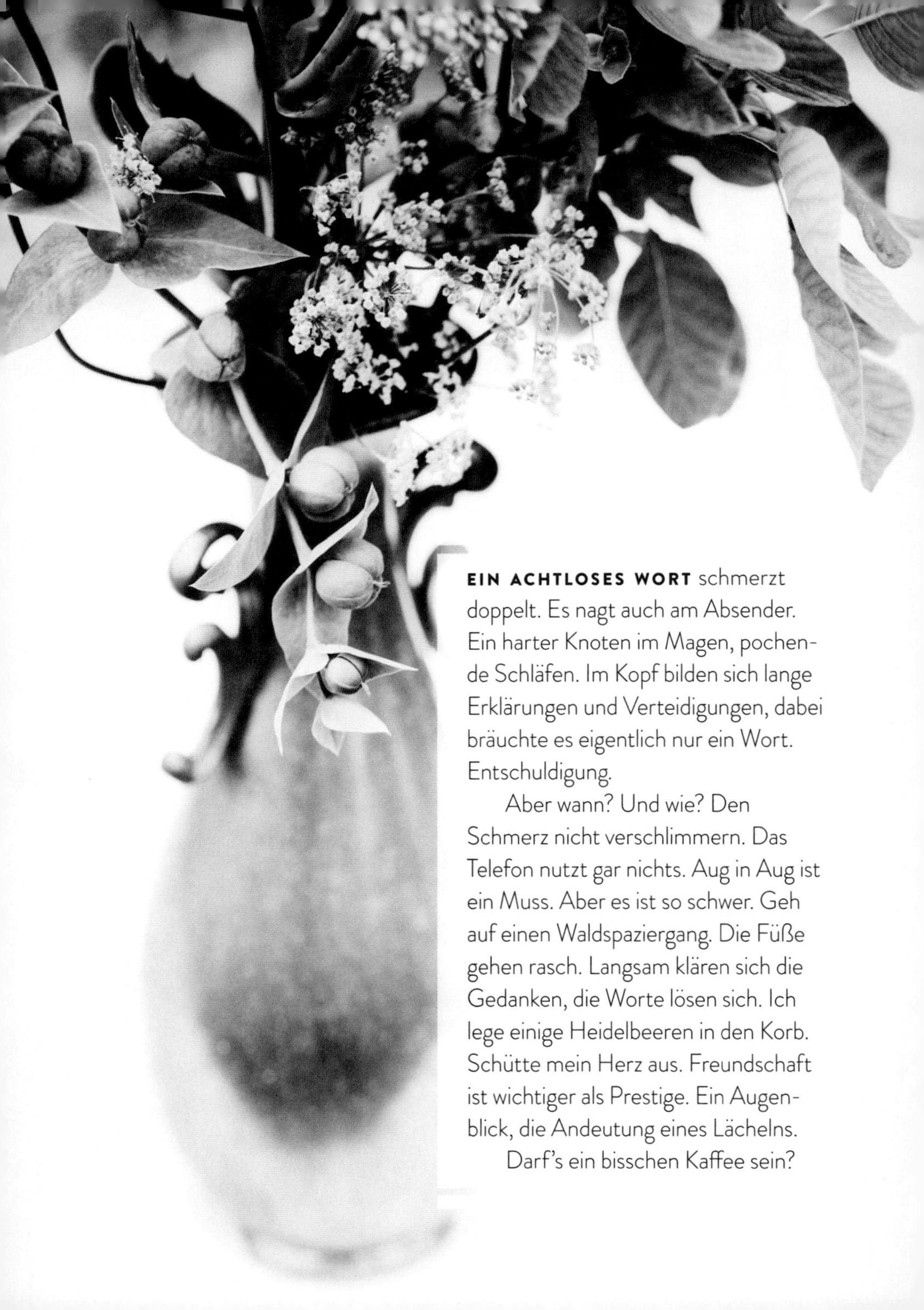

**EIN ACHTLOSES WORT** schmerzt doppelt. Es nagt auch am Absender. Ein harter Knoten im Magen, pochende Schläfen. Im Kopf bilden sich lange Erklärungen und Verteidigungen, dabei bräuchte es eigentlich nur ein Wort. Entschuldigung.

Aber wann? Und wie? Den Schmerz nicht verschlimmern. Das Telefon nutzt gar nichts. Aug in Aug ist ein Muss. Aber es ist so schwer. Geh auf einen Waldspaziergang. Die Füße gehen rasch. Langsam klären sich die Gedanken, die Worte lösen sich. Ich lege einige Heidelbeeren in den Korb. Schütte mein Herz aus. Freundschaft ist wichtiger als Prestige. Ein Augenblick, die Andeutung eines Lächelns.

Darf's ein bisschen Kaffee sein?

Selbstbestimmtheit, und man fühlt sich besser. Naturbasierte Aktivitäten verbessern das Körpergefühl, die Motorik, den Gleichgewichtssinn und die Beweglichkeit – es fällt auch leichter, sich auf eine Aufgabe zu konzentrieren, Probleme zu lösen oder etwas zu entscheiden.

Beobachtet hat man dies bei behinderten Menschen, aber auch bei Drogenabhängigen, bei Menschen, die sexuell missbraucht wurden oder Menschen, die unter einer Essstörung leiden. In all diesen Fällen ist aber professionelle Unterstützung notwendig – geschultes Personal, das sich in der Menschen- wie Gartenpflege auskennt.

## *Der Garten am Ende des Lebens*

Ältere Menschen erleben den Garten oft als Belastung, weil sie weniger tun können, aber auch im Alter kann der Garten große Freude machen. In einer Untersuchung wurde eine Gruppe englischer Rentner befragt, was der Garten für sie bedeute. Sie antworteten: geistige Anregung, ein Gefühl von „das Leben geht weiter", man habe Verantwortung und treffe Gleichgesinnte, und man lerne neue Dinge. Und außerdem sei es einfach schön, draußen im Garten zu sein, Obst und Gemüse zu ernten.

Wenn das Grundstück sehr groß ist, kann es nötig sein, den Pflegeaufwand zu reduzieren und eventuell einen Teil des Gartens der Natur zu überlassen. Es hat sich gezeigt, dass auch sehr alte Menschen, sogar Demenzkranke, von Gartentherapie profitieren – in Form von kürzeren Aufenthalten draußen oder ganz einfachen Gartenarbeiten. Damit auch der Herbst des Lebens sinnvoll ist, müssen verschiedene Sinne stimuliert werden. So etwas Einfaches wie in eine reife Erdbeere beißen oder einen Marienkäfer beobachten, wie er einen Grashalm emporkrabbelt, bringt Freude in den Alltag. Der Garten steht für Zeit und Geduld, er ist verständlich, und die Arbeit in Form von Gießen und Jäten zeigt Resultate. Nach einigen Stunden ist man fertig, aber richtig fertig ist man nie – was für ein Glück, dass es Unkraut gibt! Beim Säen, Blumen pflücken oder Ernten zu helfen erhöht die Lebensqualität. Ich erinnere mich an die Geschichte eines alten Mannes, der sein Zuhause verlassen und in ein Altersheim umziehen musste. Es ging ihm schlecht. Erst, als er im Frühjahr die Erlaubnis erhielt, mit seinem Rollstuhl hinauszufahren und Kartoffeln in den Beeten zu pflanzen, konnte er seine Situation akzeptieren und wieder tiefe Freude empfinden. Wer nicht mehr aktiv teilnehmen kann, erlebt ähnlich Schönes, wenn er durch den Garten geht und den anderen zuschaut, die im Garten dies und das tun. Blumen, und ganz besonders

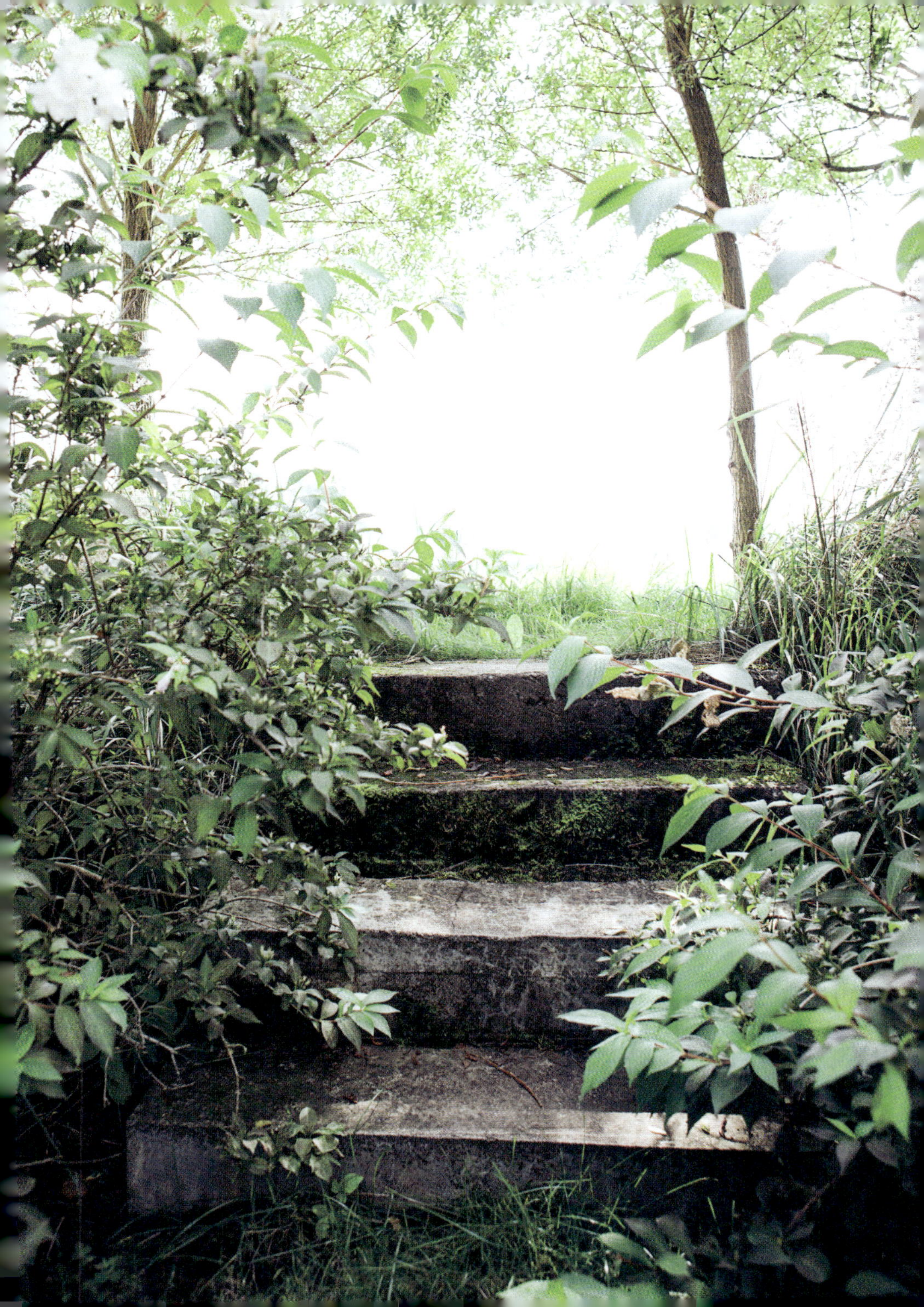

Düfte, wecken Erinnerungen in demenzkranken Menschen. Teilzunehmen, wie sie es eben können, hält sie gesund. Alte Fähigkeiten werden gestärkt, auch bei kranken Menschen, und häufig kann man die Dosierung der Medikamente reduzieren.

Menschen in den letzten Lebensmonaten vermissen die Natur oft schmerzlich. Ein Naturerlebnis erfreut sie und tut ihnen gut. Sich darauf einzustellen, dass man bald sterben wird, ist eine Lebenskrise – Du weißt, Du musst Dich nun damit anfreunden, nur noch begrenzt Zeit übrig zu haben. In wissenschaftlichen Studien wurde nachgewiesen, dass es gerade in den letzten Lebenstagen oder -Monaten besonders wohltuend ist, im Grünen zu sein und so am Wachstum der Natur teilzuhaben.

# FRAGE

*Die Antwort stellt hohe Anforderungen, aber kann es sein, dass Du schlampig gefragt hast? Nimm Dir Zeit zu formulieren, was Du eigentlich wissen möchtest. Manchmal versteckt sich die Antwort in der Frage. Oder vielleicht auch in Dir selber. Welche Frage ist für Dich wichtig?*

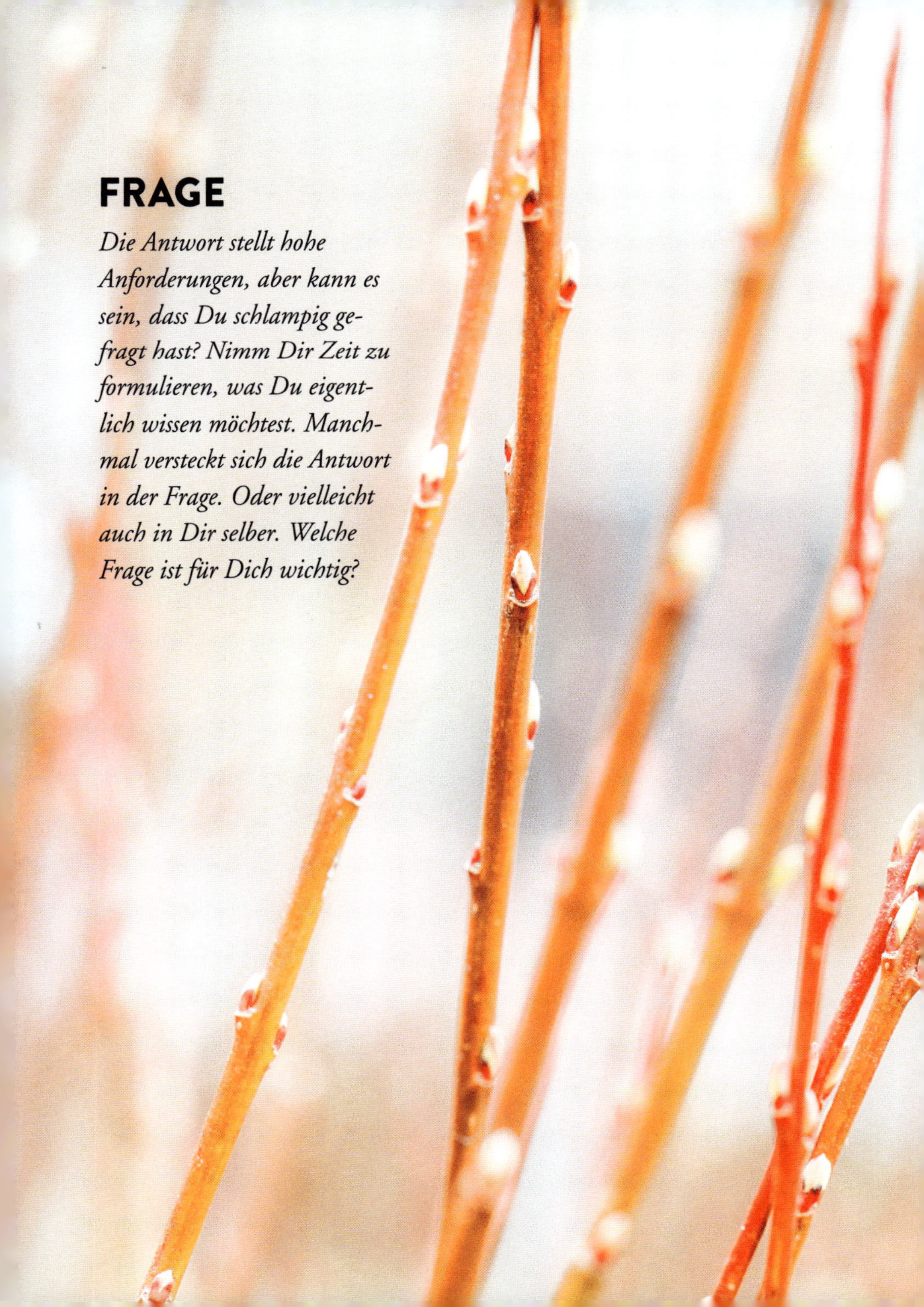

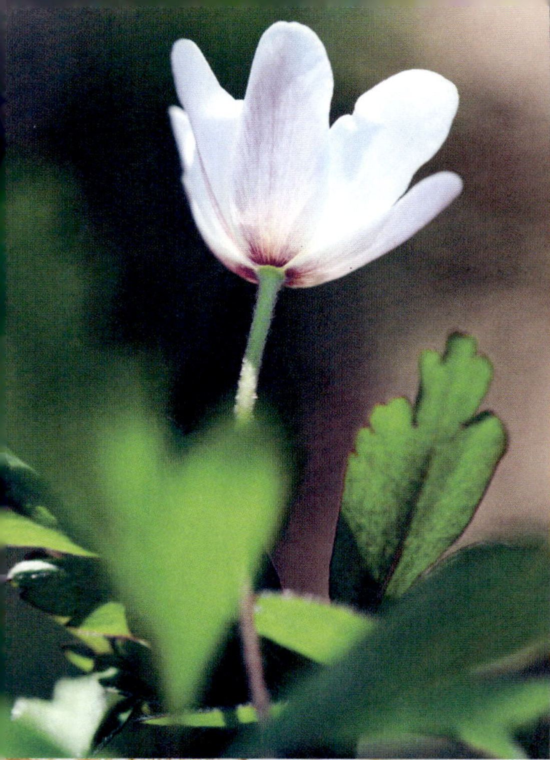
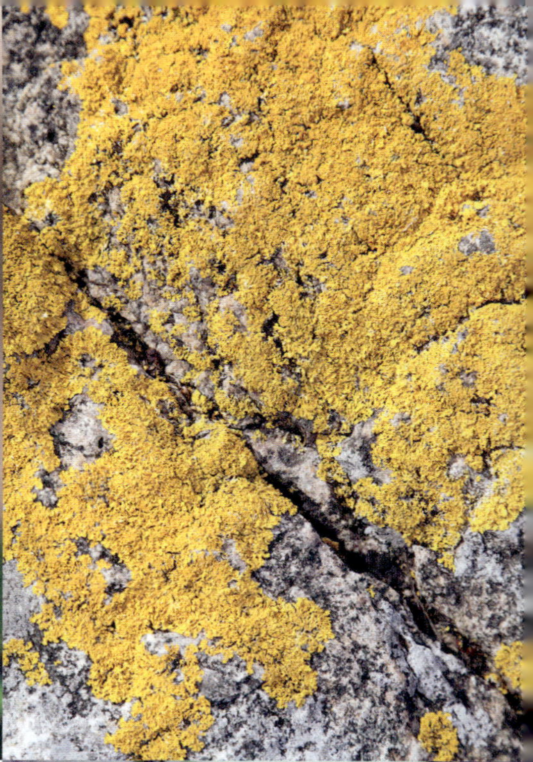
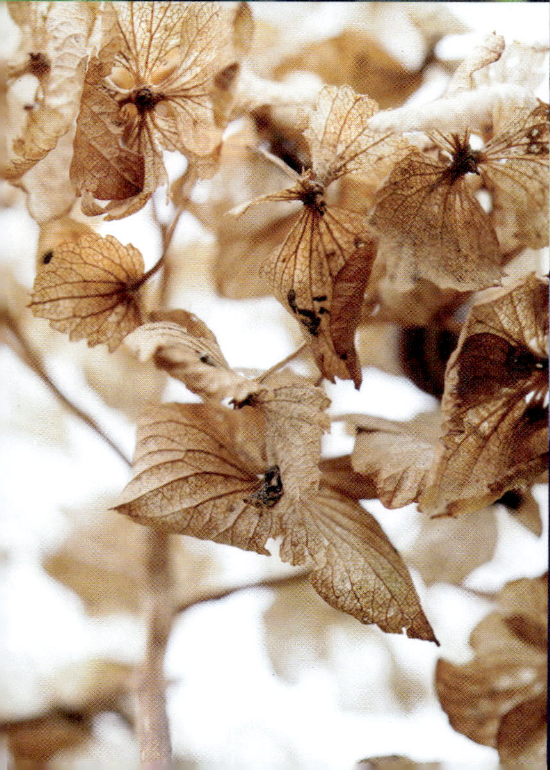
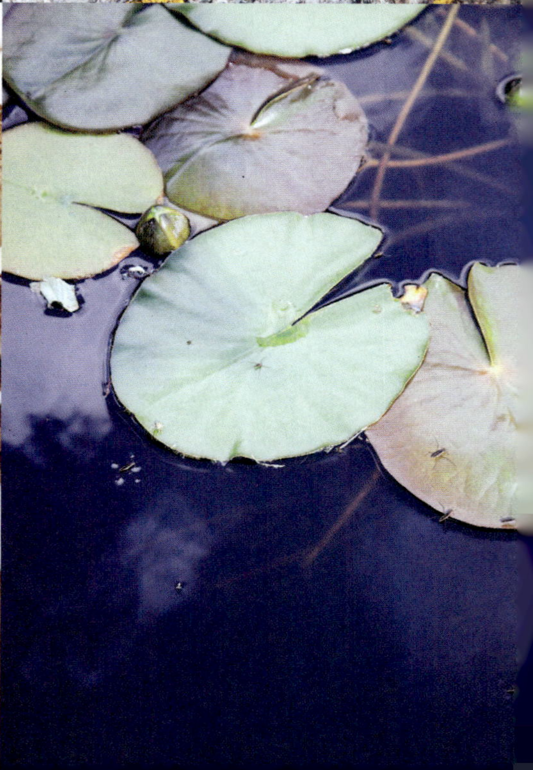

## ÜBUNG: JAHRESZEITEN SEHEN

Sich darüber bewusst sein, welche Jahreszeit gerade ist, dem Rhythmus der Natur zu folgen verringert das Gefühl von Einsamkeit und Verlassenheit. Gerade wenn man krank ist oder sich schlecht fühlt, kann es befreiend oder erleichternd sein, den Fokus weg von sich selbst und hin zu etwas zu verschieben, das man nicht beeinflussen kann. Nach Anzeichen für die Jahreszeit zu suchen ist spielerisch einfach, jeder kann dies tun.

**FRÜHLING.** *Höre auf die Tropfen, ihr Prasseln auf den Blättern, das Schmelzwasser im Bach. Suche nach Knospen, die sich gerade öffnen, den weichen Mausöhrchen von Haseln und Weidenkätzchen. Wann siehst Du den ersten Schmetterling des Jahres, die ersten Hummeln, Marienkäfer, Buschwindröschen, Ameisen? Welcher Unterschied ist zwischen Unkraut und wilden Pflanzen?*

**SOMMER.** *Schau Dir die Form und Größe verschiedener Blätter an. Wie viele Grün-Schattierungen siehst Du? Tunkst Du die Zehen ins Wasser? Verfolge einen Mistkäfer, eine Ameise oder einen Vogel mit den Blicken. Wie sitzt es sich in der Sonne, verglichen mit dem Schatten? Fühlt es sich gut an, den Regen übers Gesicht laufen zu lassen?*

**HERBST.** *Suche Samen und Früchte von Gräsern, Blumen und Bäumen. Denk darüber nach, wie unterschiedlich verschiedene Pflanzen sich vermehren. Welcher Baum verliert sein Laub zuerst? Welcher hat die schönsten Herbstfarben? Welche Beeren mögen die Vögel am liebsten? Wer kümmert sich um das ganze Laub im Wald? Hör auf den Wind.*

**WINTER.** *Wohin begeben sich die Tiere im Winter – Frösche, Vögel, Bienen und Fledermäuse? Studiere Moose und Flechten – wie viele findest Du? Suche Spuren im Schnee und folge ihnen. Leg die Hand an einen Baum, wie fühlt sich die Rinde an? Ist sie glatt oder rau, welche Farbe hat sie?*

# Schlusswort

Ich wünsche Dir, die Du das Buch gelesen hast, dass Du nun ein tieferes Verständnis von der Natur hast, und weißt, sie ist Dein Freund. Ein Freund, zu dem Du mit Deinem Kummer und Deinem Glück kommen kannst. Hier findest Du Erholung und Trost, Gelegenheit zum Nachdenken und in Dich gehen. In der Natur bist Du immer wertvoll und findest Lebenskraft und -freude.

Trau Dich, die Natur in Dein Leben zu lassen. Öffne Dich für die Möglichkeit, dass es ein Universum jenseits des Sichtbaren gibt, wo Deine innere Welt mit der äußeren verschmilzt und allem Bedeutung gibt. Komm, lass uns hinausgehen, damit unsere Seele ergrünt.

# Weiterführende Literatur und Quellen

## Zum Weiterlesen

Nicht alle Bücher, mit denen Eva Robild gearbeitet hat, sind auch auf Deutsch erschienen. Für die deutsche Ausgabe haben wir die Leseliste daher etwas erweitert. Wer Lust hat –ganz am Ende finden sich auch die nur auf Schwedisch erhältlichen Bücher.


- Aurell, Lina Nertby und Case, Mia: *Food Pharmacy. Essen ist die beste Medizin.* Hölker 2017
- Beiser, Rudi: *Baum & Mensch. Heilkraft, Mythen und Kulturgeschichte unserer Bäume.* Ulmer 2017
- Beiser, Rudi: *Waldfrüchte. Aus dem Wald auf den Teller. Mit 42 vitalen Rezepten.* Trias Verlag 2018
- Beiser, Rudi: *Wildkräuter. Von der Wiese auf den Teller. Mit 42 vitalen Rezepten.* Trias Verlag 2016
- Brinkmann, Svend: *Pfeif drauf! Schluss mit dem Selbstoptimierungswahn.* Knaur 2018
- Cantele, Lora & Purchon, Nerys: *Aromatherapie und ätherische Öle. Über 400 Rezepte für Beauty, Gesundheit und ihr Zuhause.* Trias 2017
- Ennenbach, Matthias: *Der Glücks-Coach - Achtsam werden. Die eigene Mitte finden im Alltag.* Trias 2016
- Foret, Rosalie de la: *Die Alchemie der Kräuter und Gewürze. Entfache die Heilkraft einfacher Zutaten.* Trias 2018
- Hansen, Anders: *Das Gesundheitsrezept. Klüger trainieren, länger leben.* Goldmann 2017
- Hawking, Stephen: *Das Universum in der Nussschale.* dtv 2004
- Kroese, Andries & Franken, Mareike: *Der achtsame Weg durch Stress und innere Unruhe. Ein Achtsamkeitstraining.* Arbor 2012
- Larsen, Christian: *Medical Yoga. Anatomisch Richtig üben.* Bd. 1 Trias 2012; Bd. 2 Trias 2016
- Ryberg, Karl: *Farbtherapie.* Orbis 1998
- Sjödin, Tomas: *Warum Ruhe unsere Rettung ist. Stell Dir vor Du tust nichts und die Welt dreht sich weiter.* SCM R. Brockhaus 2016
- Villodo, Alberto: *Das geheime Wissen der Schamanen. Wie wir uns selbst und andere mit Energiemedizin heilen können.* Goldmann 2001
- Wallander, Håkan: *Soil. Reflections on the basis of our existence.* Springer 2014
- Weaver, Libby: *Das Rushing Woman Syndrom. Was Dauerstress unserer Gesundheit antut.* Trias 2017
- Wohlleben, Peter: *Das geheime Leben der Bäume.* Ludwig 2015
- Wohlleben, Peter: *Das geheime Netzwerk der Natur. Wie Bäume Wolken machen und Regenwürmer Wildschweine steuern.* Ludwig 2017

- Berg, Lasse: *Skymningssång i Kalahari.* Ordfront 2011
- Berg, Lasse: *Ut ur Kalahari.* Ordfront 2014
- Danielsson, Ulf: Mörkret vid tidens ände. Fri Tanke 2015
- Ingvar, Martin und Eldh, Gunilla: *Hjärnkoll på värk och smärta.* Natur & Kultur 2012
- Eriksson, Jörgen: *Vår tids noaidi.* Rosengården 2009
- Jansson, Tulsa: *Du har svaren. Filosofi till vardags.* Brombergs 2012
- Jonsson, David & Söderström, Anna: *Mags-*

*mart. Mat für en lugnare mage och bättre hälsa.* Fitnessförlaget 2016
- Kallenberg, Kjell & Larsson, Gerry: *Människans Hälsa.* Natur & Kultur 2000
- Kvant, Christel: *Trädets tid.* Norstedts 2011
- Larsson, Eva Lena: *Gröna rehab.* Göteborgs botaniska trädgård. 2010
- Österman, Per: *Svenska jätteträd.* Artbooks 2001
- Olofsson, Jonas & Örestig, Johan: *Evolutionsteori och människans natur.* Natur & Kultur 2015
- Ottoson, Åsa & Grahn, Patrik: *Trädgårdsterapi.* Bonnier Existens 201
- Ottoson, Mats & Åsa: *Lugnet av naturen.* Votum 2013
- Ström, Lars: *Handbok för oglada.* KBT Akademin, 2014
- Pontus, Wasling: *Minnet fram och tillbaka.* Volante 2013
- Swanberg, Lena Katarina: *En trädgård till tröst.* Bonnier Fakta 2014
- Westerberg, Yvonne: *Sinnenas trädgård.* ICA bokförlag 2011
- Wingqvist, Agneta Nyholm: *Feng shui för svenska trädgårder.* Prisma 2002

## Quellen

– das sind die Bücher, die ich im Buch zitiere.

**Von der Urkraft zur Volkskrankheit**

- van den Berg, Magdalena MHE: Autonomic nervous system responses to viewing green and built settings. *International Journal of Environmental Research and Public Health,* 12.12.2015
- Holmström, Thomas: Det sinnliga upplevande av landskaper. SLU, Alnarp
- van den Berg, Agnes: Gardening promotes neuroendocrine and affective restoration from stress. *The Journal of Health Psychology,* 2010
- Sandström, Agneta: Neurocognitive and endocrine dysfunction in women with exhaustion syndrome. Umeå Universitet, 2010

**Das Wunder Erde**

- Bad is good. *The Economist,* 07.04.2007
- Comparring apples and earth, California Foundaion for Agriculture in the Classroom, learnaboutag.org, 2013
- Schuergers, Nils u.a.: Das große Strömen zum Licht. Universität Freiburg, 2016
- Markus, J: Exposure to environmental microorganism and childhood asthma. *New England Journal of Medicine,* 24.11.2011
- Hont, Gabor: Hans forskning kann göra vatten till medicin. *Läkartidningen,* vol. 113, 2016
- Lundell, Anna-Carina u.a.: Higher B-cell activation factor levels at birth are positively associated with maternal related to allergy development. *The Journal of Allergy and Clinical Immunology,* vol. 136 No. 4, Oct. 2015
- Lowry, C.A.: Identification of an immune-responsive mesolimbocortical serotonergic system – potential role in regulation of emotional behaviour. www.ncbi.nlm.nih.gov/pmc/articles/PMC1868963/
- Sjöström, Mia: Vi är ekologiska analfabeter. *Svenska Dagbladet,* 08.04.2014

**Heilende Umgebung**

Palsdottir, Anna Maria: Alnarps rehabiliteringsträdgård so, stöjdande Miljö für rehabilitering for individer med stress-relaterad ohälsa. SLU, Alnarp, 2015
- Sanders, Dawn u.a.: Bortom plant blindness – att se växternas btydelse fär en hållbar värld. Göteborgs Universitet, 2015

**Mit Pflanzen sprechen**

- Oskin, Becky: Sound Garden. Can plants actually talk and hear? *Livescience,* 11.03.2013
- de Pater, Cathrien: Spiritual experiences in nature, eco-friendliness and human well-being.

www.ishs.org(ishs-article/1093_19, 2011
- Pollan, Michael: The intelligent plant. *The New Yorker,* 30.12.2013

**Gewächshaus oder Krankenhaus**

- Annerstedt, M. u.a.: Finding stress relief in a forest. *Ecological Bulletins,* 2010
- Kuo. Ming: How might contact with nature promote human health? Promising mechanism and possible central pathway. *Frontiers in psychology,* 25.08.2015
- Li, Qing u.a.: Visiting a forest, but not a city, increases human natural killer activity and expression of anti-cancer proteins. *PubMed-NCBI,* Jan-March, 21(1):117-27, 2008

**Grün essen**

- Hutter, Thiago u.a.: Being human is a gut feeling. *BioMed Central Microbiome* 3:9 2015
- Carlsson, Martin & Mattson, Katarina: D-vitaminbrist global epidemi. *Distriktsläkaren* No. 1, 2016
- Wu, Hao & Bäckhed, Fredrik u.a.: Linking microbiota to human diseases. A systems biology perspective. Institutionen für medicin, avdelingen för molekylär und klinisk medicin Wallenberglaboratoriet, 2015
- Åhlén, Lina: Mat som medicin. *Näringsmedicinisk tiskrift,* No. 1, 2016
- Sonnenburg, Justin & Erica: Starving our microbial self. The deleterious consequences of a diet deficient in microbiota-accessible carbohydrants. Stanford University, 2014
- Enevold Christensen, Anders: Vitamin D är nyckeln till kroppens försvar. *Illustrerad vetenskap,* 28.10.2010
- Larsson, Ingrid & Hulthén, Lena: At gärna mer grönsaker – men varför bli vegetarian? *Göteborgs Posten,* 21.01.2016

**Die Stille im Grünen**

- Ståhl, Isabelle: 8 timmars sömn – en myt som stressar oss. *Expressen,* 02.08.2013
- Alexander, C. N.: Effects oft he transcendental meditation program on stress reduction, health and employee development. *Anxiety, Stress & Coping,* 29.05.2007
- Kabat-Zinn, Jon u.a.: Effectiveness of a meditation-based stress reduction program in the treatment of anxiety disorders. *American Journal of Psychiatry,* 2006
- Astin, J. A.: Stress reduction through mindfulness meditation. *Psychotherapy and Psychosomatics,* 1997

**Die Rolle der Natur in Lebenskrisen**

- Aldous, D.E.: Dimensions of a people-plant-place paradigm in horticultural therapy. http://www.ishs.org/ishs-article/1093_5, 2015
- Edenhall, Ylva: En rädd hjärna kann tränas upp. *Svenska Dagbladet,* 30.12.2012
- Savastio, Rebecca: Fibromyalgia myster finally solved. *The Guardian Express,* 20.06.2013
- Buck, David: Garden and health, implications for policy and practice. *National Garden Scheme,* 2016
- Ottosson, Johan: Naturens betydelse i en livskris. *Stad & Land,* No. 148, 2001
- Sandström, Agneta: Neurocognitvie and endocrine dysfunction in women with exhaustion syndrome. Umeå Universitet, 2010
- Norling, Ingemar: Rekreation och psykisk hälsa. Sahlgrenska universitets-sjukhuset in Göteborg, 2001
- de Pater, Cathrien: Spiritual experiences in nature, eco-friendliness and human well-being. www.ishs.org(ishs-article/1093_19, 2011
- Ottosson, Johan u.a.: The significance of experiences of nature for people with parkinson disease. *International Journal of Environmental Research and Public Health,* 29.05.2015

# Danke!

DIESES BUCH IST über mehrere Jahre in meinem Kopf entstanden, inspiriert haben mich in dieser Zeit viele Menschen. Einige, die besonderen Eindruck auf mich gemacht haben, möchte ich nennen: Meine Wander-Seelenfreundin Eliz Lindström. Die Heilpraktikerin Mette Bohlin, die auf unseren vielen Wanderungen immer für meine Fragen rund um Natur und Gesundheit offen war – ohne je eine vorgefertigte Antwort zu haben. Der Gartenmeister Simon Irvine, der das Kunststück fertigbringt, mit der Erde, dem Essen und der Seele zu arbeiten, und das so wunderbar macht. Charlotte Wallenborg, die mich dazu ermutigte, mit Bäumen zu sprechen.

Danke auch allen, die durch ihre wissenschaftliche Arbeit versuchen, die Rätsel der Natur zu lösen. Ihre Bücher, Abhandlungen und Artikel haben mir während meiner Arbeit viel Freude bereitet. Alles kann man nicht erklären, aber es ist spannend zu sehen, wie die Puzzleteilchen an ihren Platz fallen.

Danke an Kullaberg – den Platz in meinem Herzen, und an meinen Garten, ihr wart immer da, wenn ich euch brauchte.

Danke euch allen, die uns die Erlaubnis erteilt haben, ihre Gärten zu fotografieren: Pelle, Lo und Ines Kippel, Birgit Helbo, Lottie Hermansson, Peter Korn, Louise Neergaard Aaen, Karin Stjärne Nordquist, Standard Highweels, Agneta Ullenius, Åbergs Trädgård, Maja Zweiacker Kjellström.

Danke an Lina Karna Kippel für ihre poetischen Fotos, die dieses Buch besonders stimmungsvoll machen. Danke an Klas Lihlberg, der es in Form gebracht hat und Danke an den Verleger Per Wivall und meine Lektorin Anna Sodini bei Bonnier Fakta, die mich aufgemuntert und mit klugen Ratschlägen weitergebracht haben. Es war eine Riesenfreude, mit euch allen zu arbeiten!